Bhoomi Parmar
Ragini Sanaye
Prachiti Terni

Inter-relação Prótese - Periodontia

Bhoomi Parmar
Ragini Sanaye
Prachiti Terni

Inter-relação Prótese - Periodontia

ScienciaScripts

Imprint

Any brand names and product names mentioned in this book are subject to trademark, brand or patent protection and are trademarks or registered trademarks of their respective holders. The use of brand names, product names, common names, trade names, product descriptions etc. even without a particular marking in this work is in no way to be construed to mean that such names may be regarded as unrestricted in respect of trademark and brand protection legislation and could thus be used by anyone.

Cover image: www.ingimage.com

This book is a translation from the original published under ISBN 978-620-7-65159-7.

Publisher:
Sciencia Scripts
is a trademark of
Dodo Books Indian Ocean Ltd. and OmniScriptum S.R.L publishing group

120 High Road, East Finchley, London, N2 9ED, United Kingdom
Str. Armeneasca 28/1, office 1, Chisinau MD-2012, Republic of Moldova, Europe
Printed at: see last page
ISBN: 978-620-7-75116-7

Índice

Introdução 2

JUSTIFICATIVA 5

GESTÃO DE DOENTES 9

CIRURGIA PERIODONTAL PRÉ-PROTÉTICA 11

CONSIDERAÇÕES BIOLÓGICAS 47

CONSIDERAÇÕES ESTÉTICAS NO TRATAMENTO DOS TECIDOS

GENGIVAIS 135

CONSIDERAÇÃO OCLUSAL 177

CONSIDERAÇÃO ESPECIAL 222

Conclusão 228

Referências 230

Introdução

"Sozinhos podemos fazer tão pouco; juntos podemos fazer tanto"

- Helen Keller

A prótese dentária e a periodontia são disciplinas que colaboram entre si. Uma prótese bem sucedida depende de um ambiente periodontal saudável, e a saúde periodontal depende da integridade contínua da restauração protética. Um entendimento mútuo entre os especialistas relativamente a um regime terapêutico planeado é fundamental para uma restauração bem sucedida dos dentes.[1]

A abordagem multidisciplinar é a condição "sine qua non" para atingir o objetivo terapêutico a longo prazo de conforto, boa função, previsibilidade do tratamento, longevidade e facilidade dos cuidados de restauração e manutenção.[2] O planeamento do tratamento deve ser baseado em evidências e, idealmente, deve preservar o ambiente biológico enquanto mantém ou restaura a estética, o conforto e a função. A verdadeira arte da medicina dentária consiste em coordenar e interligar estas perspectivas e proporcionar a melhor qualidade de cuidados ao doente.[3]

A doença periodontal ativa deve ser tratada e controlada antes de qualquer dentisteria de restauração. Se a dentisteria de restauração for efectuada em dentes cujo prognóstico periodontal não foi determinado e a doença não for tratada, pode ocorrer a perda do dente restaurado. A dentisteria restauradora deve ser realizada num periodonto livre de inflamação e bolsas, sem qualquer envolvimento mucogengival e com o contorno e forma do periodonto corrigidos para um bom resultado restaurador funcional e estético. A implantologia dentária também requer o desenvolvimento e a preparação do local, não só para o osso onde este possa estar em falta, mas também para o aumento dos tecidos moles gengivais.[4]

A saúde periodontal na interface restauração-gengiva continua a representar um dos desafios mais difíceis para o dentista restaurador. A ênfase deve ser colocada no controlo da placa bacteriana, no contorno coronal de uma restauração, na sensibilidade da liga e na localização da margem de uma restauração. A integração bem sucedida da medicina dentária periodontal e de restauração, tanto para dentes naturais como para implantes, requer o conhecimento e a aplicação de princípios mecânicos e biológicos. Assim, é imperativo que se preste muita atenção aos procedimentos de restauração, como a colocação das margens, os contornos das restaurações e as forças oclusais. As restaurações que interferem com as defesas do hospedeiro criam locais onde os microrganismos se desenvolvem e causam destruição.

Os pacientes apresentam muitas deficiências que podem incluir perda de dimensão vertical, cáries dentárias, problemas estéticos e de fala, doença periodontal e discrepâncias nas arcadas. Um diagnóstico completo e uma avaliação do seu prognóstico são pertinentes para tomar as decisões adequadas de planeamento do tratamento clínico. É muito importante que as queixas principais do paciente sejam compreendidas e que seja estabelecido um bom diagnóstico para destacar as diferentes opções de tratamento e a potencial eficácia dessas opções.[5]

Os objectivos do tratamento periodontal e protético incluem o trabalho com uma equipa interdisciplinar para o diagnóstico, a eliminação da doença e a restauração da estética e da função. Os cuidados interdisciplinares requerem um compromisso de comunicação, não só diretamente com o paciente, mas também entre os profissionais que o tratam, para confirmar o diagnóstico, o prognóstico e o plano de tratamento.[1]

JUSTIFICATIVA

Os dentes são uma das poucas estruturas que penetram no tegumento

i.   Isto é, vão do interior do corpo para o exterior do corpo. Como tal, o epitélio gengival e o tecido conjuntivo funcionam como uma barreira única aos desafios orais. Além disso, as formas dos dentes são adaptadas funcionalmente e, por conseguinte, a morfologia da barreira é adaptada para se correlacionar com o dente.

A integridade do complexo dentogengival depende da existência de um revestimento epitelial intacto, com o epitélio juncional a formar um selo no sulco gengival. Os procedimentos dentários, como o planeamento radicular, os procedimentos de restauração subgengival e a preparação dos dentes para o fabrico de coroas e pontes, bem como as técnicas de retração gengival, danificam tanto o epitélio como o tecido conjuntivo gengival.

É essencial que os procedimentos dentários sejam tão atraumáticos quanto possível. O ligamento periodontal tem uma qualidade de absorção de choque e uma tendência semelhante à hidráulica para responder à carga axial com um aumento de pressão que contraria o movimento dentário dirigido apicalmente. Quando um dente é sujeito a uma carga oclusal aumentada, fica ligeiramente deprimido e, quando descarregado, tem um efeito de ressalto.[6]

As razões pelas quais as doenças periodontais devem ser eliminadas antes da dentisteria de restauração:

- Para localizar e determinar corretamente as margens gengivais das restaurações, a posição da margem gengival saudável e estável deve ser estabelecida antes da preparação dos dentes. As margens da restauração cobertas por gengiva inflamada diminuem após o tratamento periodontal.

- A posição dos dentes é frequentemente alterada na doença periodontal. A resolução da inflamação e a regeneração das fibras do ligamento periodontal após o tratamento faz com que os dentes se movam novamente, muitas vezes voltando à sua posição original. As restaurações concebidas para dentes anteriores ao tratamento do periodonto podem produzir tensões e pressões prejudiciais no periodonto tratado.

- A inflamação do periodonto prejudica a capacidade dos dentes pilares de satisfazerem as exigências funcionais que lhes são impostas. As restaurações construídas para proporcionar uma estimulação funcional benéfica a um periodonto saudável tornam-se uma influência destrutiva quando sobrepostas à doença periodontal existente, encurtando a vida dos dentes e da restauração.

* As próteses parciais construídas com base em moldes feitos a partir de impressões da gengiva doente e da mucosa edêntula não se adaptam corretamente quando a saúde periodontal é restaurada. Quando a inflamação é eliminada, o contorno da gengiva e da mucosa adjacente é alterado. A contração cria espaços por baixo dos pônticos das pontes fixas e das áreas de sela das próteses removíveis. A acumulação de placa bacteriana resultante leva à inflamação da mucosa e da gengiva dos dentes pilares.

- O desconforto causado pela mobilidade dos dentes interfere com a mastigação e a função. O tratamento periodontal pode reduzir a mobilidade através da eliminação do edema do ligamento periodontal e da regeneração do osso. [3]

Além disso, os objectivos do tratamento periodontal não se limitam à eliminação das bolsas periodontais e ao restabelecimento da saúde gengival. O tratamento deve também criar o ambiente gengivomucoso e a topografia óssea necessários para o funcionamento correto das restaurações unitárias e das próteses fixas e removíveis.

Em pacientes com dentições mutiladas e doença periodontal dispendiosa, a sequência de tratamento pode ser modificada da seguinte forma:

1. Os dentes "sem esperança" são extraídos, seguindo-se a construção de uma prótese parcial provisória. As coroas provisórias são preparadas com margens provisórias.

2. Realiza uma terapia periodontal.

3. Aproximadamente 2 meses após o tratamento periodontal, quando a saúde gengival está restabelecida e a localização do sulco gengival está estabelecida, a preparação é modificada para recolocar as margens em relação adequada ao sulco gengival saudável, e as restaurações finais são construídas.[4]

GESTÃO DE DOENTES

Gestão de pacientes e sequência de tratamento em Periodontia - Terapia de Prótese Dentária

Como acontece com qualquer procedimento avançado de restauração, a seleção adequada do paciente é fundamental. O envolvimento direto do paciente ao longo das fases clínicas do tratamento e durante a fase de manutenção é um pré-requisito para um resultado bem sucedido. A colaboração do paciente é da maior importância; os pacientes não só têm de compreender e apreciar o que lhes é pedido durante o tratamento, como também têm de assumir a responsabilidade pelo controlo de placa efectuado por eles próprios e pelos cuidados gerais com a prótese.

O tratamento do paciente de periodontia-protesia consiste na seguinte sequência:

1) Exame de base/diagnóstico/ prognóstico/motivação do doente

2) Plano de tratamento preliminar/terapia inicial

3) Reexame após três a seis meses

4) Plano de tratamento definitivo/terapia correctiva:

i. Extração de dentes sem esperança e substituição por uma ponte provisória de arcada cruzada.

ii. Cirurgia periodontal para eliminação de bolsas e/ou

alongamento de coroas.

iii. Terapia periodontal de suporte durante três a seis meses.

iv. Reavaliação.

v. Fornecimento da última ponte em arco.

5) Terapia de manutenção (três a seis meses).[7]

CIRURGIA PERIODONTAL PRÉ-PROTÉTICA

A terapia periodontal e restauradora atual também deve abordar as exigências estéticas do paciente. Uma margem gengival estável e saudável e uma exposição adequada da coroa clínica são obrigatórias antes da preparação da coroa. Isto é necessário para evitar a exposição da margem da coroa e da superfície da raiz após a colocação da coroa.

Se não houver uma exposição clínica adequada da coroa para a retenção da mesma, a margem da coroa pode ser colocada no epitélio juncional e na fixação do tecido conjuntivo, resultando em inflamação gengival e subsequente perda óssea. Estas situações requerem uma cirurgia de alongamento da coroa. As pontes fixas nas áreas anteriores requerem a colocação de pônticos nas cristas edêntulas que não estão reabsorvidas para evitar pônticos inestéticos. Seria necessário o aumento do rebordo. Por conseguinte, o objetivo destes procedimentos não é o tratamento de uma condição periodontal, mas sim a preparação da boca para a terapia estética, restauradora ou protética subsequente. Estas técnicas cirúrgicas são designadas por cirurgia periodontal pré-protética e incluem procedimentos como o alongamento da coroa e o aumento do rebordo.

A cirurgia periodontal é necessária em alguns pacientes. Estes procedimentos cirúrgicos periodontais devem ser efectuados tendo em conta as necessidades de restauração do doente. Várias das condições anormais existentes no paciente edêntulo podem ser corrigidas cirurgicamente, antes da construção de próteses, para permitir que o paciente funcione com mais sucesso após a restauração protética.[4]

Gestão de problemas mucogengivais:

Muitas vezes é necessário efetuar um auto-enxerto de tecido mole livre no paciente que tem um defeito mucogengival associado a uma inflamação gengival e que necessita de uma restauração dentária no ambiente imediato da gengiva. A cirurgia plástica periodontal deve ser efectuada pelo menos 2 meses antes da colocação das restaurações dentárias. Isto dá tempo para a formação de tecido maduro na margem gengival, para que os procedimentos de restauração não causem um retorno da inflamação clínica. O aumento da gengiva queratinizada proporciona estabilidade da margem gengival livre e dos tecidos gengivais circundantes, para que a restauração dentária possa ser colocada num ambiente em que a saúde gengival possa ser mantida.[4]

Procedimento de alongamento da coroa:

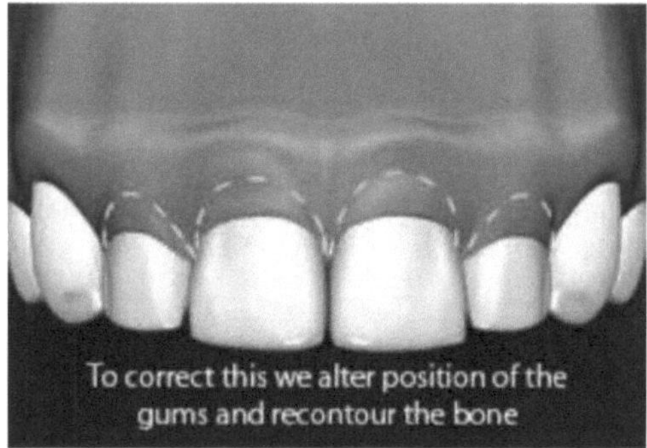

Fig. 1- Para corrigir o contorno gengival irregular, a posição das gengivas é alterada e o osso é recontornado.

Nas situações em que um dente tem uma coroa clínica curta, considerada inadequada para a retenção de uma restauração fundida necessária, é necessário aumentar o tamanho da coroa clínica através de procedimentos cirúrgicos periodontais.

Estes procedimentos de alongamento da coroa permitem que o dentista que efectua a restauração desenvolva uma área adequada para a retenção da coroa sem estender as margens da coroa profundamente nos tecidos periodontais, o que se designa por *largura biológica?* O termo *largura biológica* é utilizado para descrever o epitélio juncional e o tecido conjuntivo que se ligam à superfície da raiz. Estudos indicaram que os comprimentos médios de ligação do tecido conjuntivo e do epitélio juncional são 1,07 e 0,97 mm, respetivamente.[9] Portanto, o comprimento médio da largura biológica é de cerca de 2 mm. O sulco gengival saudável coronal ao epitélio juncional, que não está ligado à superfície do dente, tem uma profundidade média de 0,69 mm. A largura biológica geralmente permanece constante. Se a margem restauradora for colocada nesta área, o osso da crista será perdido para restabelecer a largura biológica. A outra consequência da colocação de margens nesta área é a inflamação gengival e a formação de bolsas. O procedimento cirúrgico para expor a coroa clínica adequada para evitar a colocação da margem da coroa na área da largura biológica é denominado *cirurgia de alongamento da coroa.*

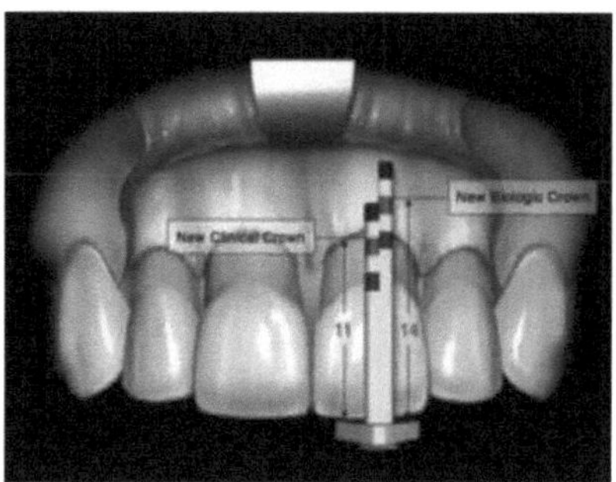

Fig. 2 a- Nova coroa clínica e a nova coroa biológica.

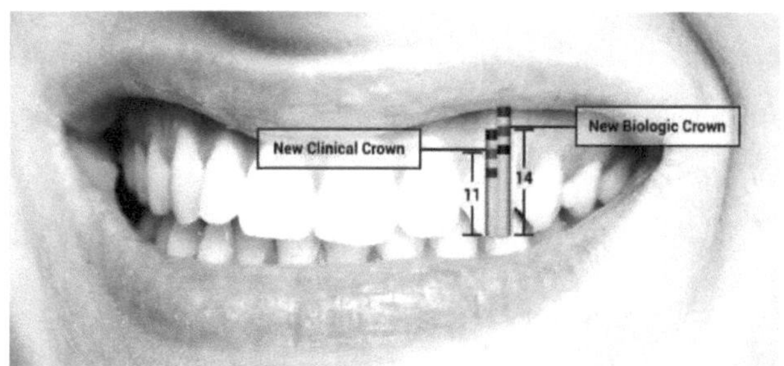

Fig 2 b- Nova coroa clínica e nova coroa biológica após o
procedimento de alongamento da coroa

A técnica de gengivectomia pode ser utilizada para eliminar o tecido que forma a bolsa ou a parede do sulco; este tecido pode estar demasiado desenvolvido (bolsa gengival) e pode interferir com os procedimentos de restauração pretendidos. Esta técnica não alonga a coroa clínica e, portanto, não é considerada uma verdadeira cirurgia de alongamento de coroa. Por definição, a coroa clínica é a porção do dente coronal à crista alveolar. Portanto, a margem óssea deve ser removida para a alongar. Isto é conseguido com um retalho posicionado apicalmente e osteoectomia, o que significa que o osso que suporta o dente é removido. A remoção de osso geralmente não é necessária em toda a circunferência do dente, mas, se for realizada, deve ser feita com muita cautela. É essencial que haja pelo menos 3mm entre a extensão mais apical da margem da restauração e a crista óssea alveolar. Este espaço permite a existência de espaço suficiente para as fibras de colagénio supracrestal que fazem parte do mecanismo de suporte periodontal, bem como a existência de uma fenda gengival de 2 a 3mm. Se esta orientação for utilizada, a margem da coroa é finalmente posicionada no seu nível correto. Aproximadamente a meio da fenda gengival. Se não deixares espaço suficiente entre a margem da coroa e a altura da crista alveolar, a restauração acabada é posicionada profundamente nos tecidos periodontais e resulta num aumento da inflamação e da formação de bolsas.

Alongamento estético da coroa:

Com o aumento da popularidade do tratamento orientado para a estética, desenvolveu-se uma compreensão das sinergias terapêuticas proporcionadas por uma abordagem interdisciplinar. Como resultado, os procedimentos de alongamento de coroas tornaram-se um componente integral do armamentário estético e são utilizados com uma frequência crescente para melhorar a aparência das restaurações colocadas na zona estética.[10]

O nível da crista alveolar deve ser determinado antes de quaisquer considerações relativas ao alongamento estético da coroa. O grau de alongamento da coroa clínica em relação à posição do osso alveolar determinará a viabilidade, os aspectos cirúrgicos e a sequência do tratamento.

A sondagem óssea é utilizada para determinar a espessura da camada de tecido mole e a proximidade do osso alveolar durante as fases de planeamento de vários procedimentos cirúrgicos. Após a administração de um anestésico local, é utilizado um instrumento de medição para perfurar e penetrar na mucosa até entrar em contacto com o osso subjacente. Durante esta avaliação periodontal, a sondagem óssea ajuda a determinar o nível da crista alveolar e, consequentemente, a necessidade de contorno ósseo.[11,12]

Especificamente aplicada ao alongamento estético da coroa, a sondagem óssea é efectuada numa tentativa de determinar a localização da crista alveolar, principalmente na face vestibular, mas incluindo também as áreas proximais. Para este efeito, uma sonda periodontal é inserida no sulco e forçada a penetrar transgengivalmente até entrar em contacto com a crista alveolar, perfurando o epitélio juncional e o tecido conjuntivo gengival no processo. Um instrumento ainda mais afiado, como um explorador endodôntico ou curvo, pode ser utilizado em situações em que a posição da crista óssea não é facilmente identificável. A acuidade da perceção digital em relação à posição real da crista alveolar varia de acordo com o biótipo periodontal e as características específicas do local, incluindo recessão, anatomia da raiz e morfologia do dente. As condições que favorecem a presença de uma placa óssea mais espessa (por exemplo, com periodonto espesso e plano) resultarão numa avaliação mais precisa da posição da crista alveolar através da sondagem óssea. Alternativamente, cenários associados à deiscência óssea ou a uma placa óssea labial fina podem dificultar a identificação da crista alveolar. Isto, em retrospetiva, pode ter menos consequências, uma vez que as placas labiais finas ou deiscentes têm maior probabilidade de reabsorção no pós-operatório.

Classificação e sequência de tratamento

Após uma avaliação da posição da crista alveolar, podem ser identificados quatro cenários clínicos distintos. Uma vez que a quantidade de tecido a ser removido depende dos objectivos clínicos definidos com o plano estético, a utilização de medidas finitas não é aplicável. Um sistema de classificação pode ser mais dependente da relação entre as posições da crista alveolar em relação ao nível da margem gengival pós-cirúrgica prevista. Cada cenário é caracterizado por procedimentos clínicos específicos e também tem implicações na sequência do tratamento (Tabela). O sistema de classificação do alongamento estético da coroa proposto abaixo pode ser utilizado para auxiliar o processo de diagnóstico e simplificar a prescrição de uma sequência de tratamento.

Proposed classification system for esthetic crown lengthening procedures			
Classification	**Characteristics**	**Advantages**	**Disadvantages**
Type I	Sufficient soft tissue allows gingival exposure of the alveolar crest or violation of the biologic width.	May be performed by the restorative dentist. Provisional restoration of desired length may be placed immediately.	
Type II	Sufficient soft tissue allows gingival excision without exposure of alveolar crest but in violation of biologic width	Will tolerate a temporary violation of the biologic width. Allows staging of the gingivectomy and osseous contouring procedures. Provisional restoration of desired length may be placed	Requires osseous contouring. May require a surgical referral.

		immediately.	
Type III	Gingival excision of desired clinical crown length will expose the alveolar crest.	Staging of procedures and alternative treatment sequence may minimize display of exposed subgingival structures. Provisional restorations of desired length may be placed at second stage gingivectomy	Requires osseous contouring. May require a surgical referral. Limited flexibility.
Type IV	Gingival excision will result in inadequate band of attached gingiva.		Limited surgical options. No flexibility A staged approached is not advantageous. Mar require a surgical referral.

O alongamento estético de coroa tipo I é caracterizado por tecido gengival suficiente coronal à crista alveolar, permitindo a alteração cirúrgica dos níveis da margem gengival sem necessidade de recontorno ósseo. Um procedimento de gengivectomia ou gengivoplastia será normalmente suficiente para estabelecer a posição desejada da margem gengival, evitando simultaneamente uma violação da largura biológica.

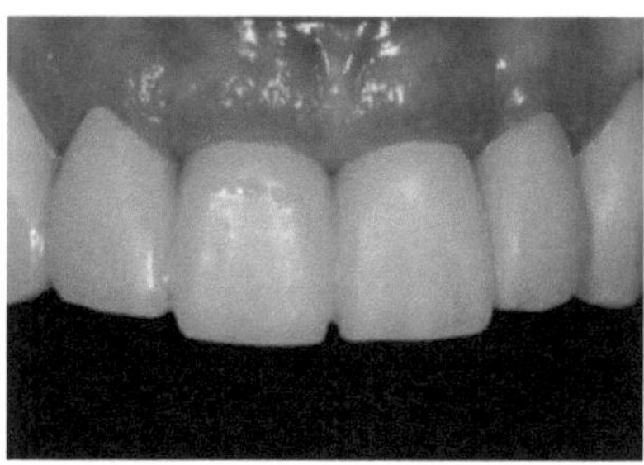

Fig 3- Vista pré-operatória de um caso do tipo I

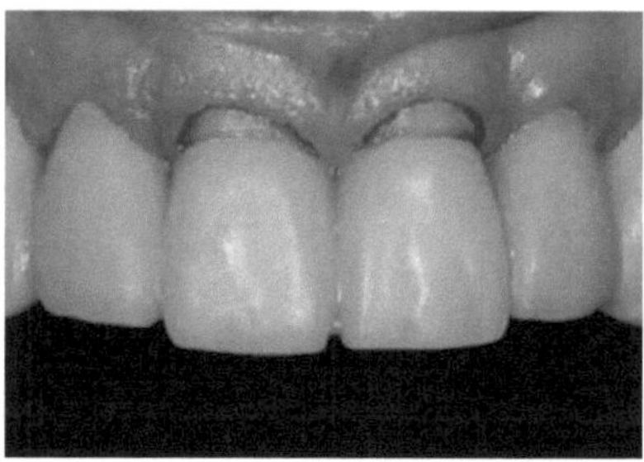

Fig 4- Incisões efectuadas com a unidade electrocirúrgica

O alongamento estético da coroa tipo I é frequentemente efectuado pelo dentista restaurador. Os traços delicados exigidos pela técnica de escultura gengival são melhor conseguidos com a utilização criteriosa de um laser cirúrgico ou de um dispositivo semelhante, que pode adicionalmente proporcionar a vantagem da hemostase intra-operatória. Deve ser evitada a dissecação afiada com uma lâmina de bisturi, uma vez que oferece menos controlo e cria também um campo sangrento. Se for corretamente gerido, este cenário permite a colocação de uma restauração provisória que apresenta o comprimento de coroa clínico desejado no momento da cirurgia.

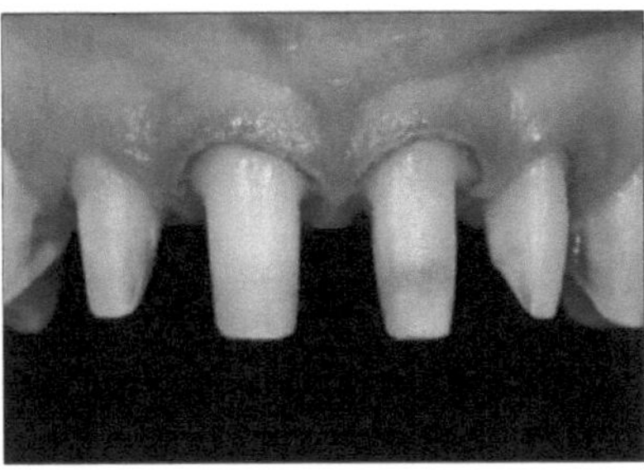

Fig 5- Presença de tecido gengival supracrestal em quantidade suficiente.

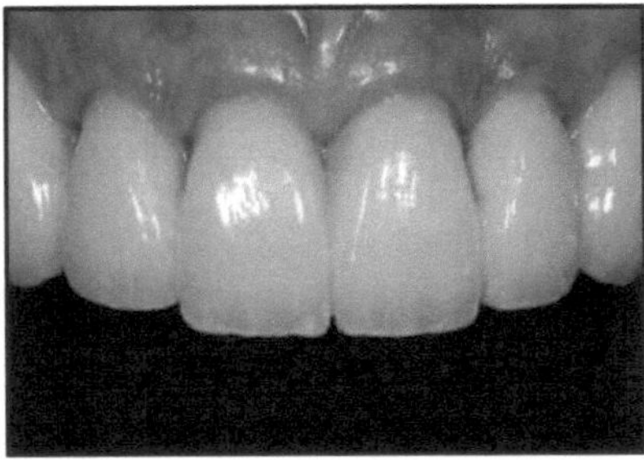

Fig. 6 - Aspeto pós-operatório. As margens gengivais não apresentam qualquer efeito deletério.

O alongamento estético da coroa do tipo II é caracterizado por dimensões de tecido mole que permitem o reposicionamento cirúrgico da margem gengival sem exposição da crista óssea, mas violando a largura biológica.

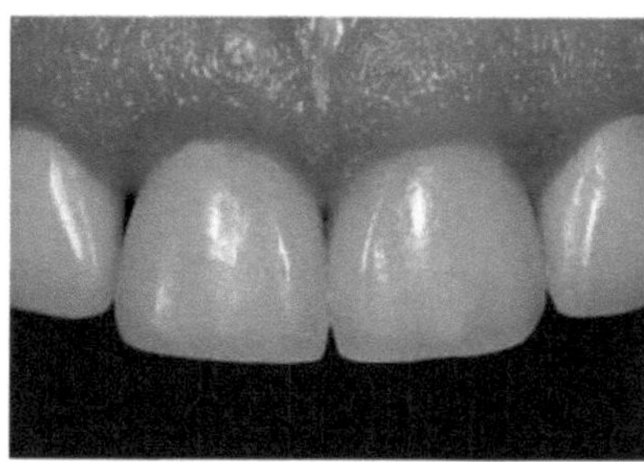

Fig. 7 - Aspeto pré-operatório de um caso do tipo II

Como discutido anteriormente, os tecidos moles tentarão restabelecer esta dimensão após o impacto. Em biótipos periodontais finos, isto pode resultar em reabsorção da crista e subsequente recessão, enquanto que em biótipos periodontais espessos, pode manifestar-se como inflamação gengival crónica. Qualquer uma das alternativas terá um impacto negativo na previsibilidade e no sucesso final das restaurações colocadas na zona estética. A correção óssea é, portanto, necessária após a excisão gengival, com o objetivo de recontornar a crista alveolar a um nível em que o espaço biológico de largura seja restabelecido. Uma vez que a reação dos tecidos gengivais após a violação da largura biológica não é imediata, a cirurgia de recontorno ósseo pode ser realizada separadamente, introduzindo assim uma flexibilidade de tempo que pode ser vantajosa do ponto de vista da sequência de tratamento. Especificamente, pode permitir que o dentista restaurador efectue a gengivectomia e coloque imediatamente restaurações provisórias com o comprimento de coroa clínico pretendido durante a mesma consulta, mesmo violando conscientemente o espaço de largura biológica. Após a cicatrização dos tecidos moles, um periodontista pode refletir um retalho mucoperiosteal para obter acesso à crista alveolar. Uma vez que os níveis finais da margem gengival já foram determinados, as incisões sulculares podem ser utilizadas em conjunto com uma abordagem de preservação das papilas para manter o volume dos tecidos moles e evitar recessão pós-operatória ou espaços de embrasure abertos. As margens da restauração provisória optimizada podem, consequentemente, servir de modelo cirúrgico e orientar o periodontista durante o procedimento de recontorno da crista alveolar. O retalho deve ser posteriormente reposicionado ao seu nível pré-operatório, e o fechamento primário passivo deve ser verificado antes da sutura, para garantir ainda mais a sobrevivência das papilas.[13]

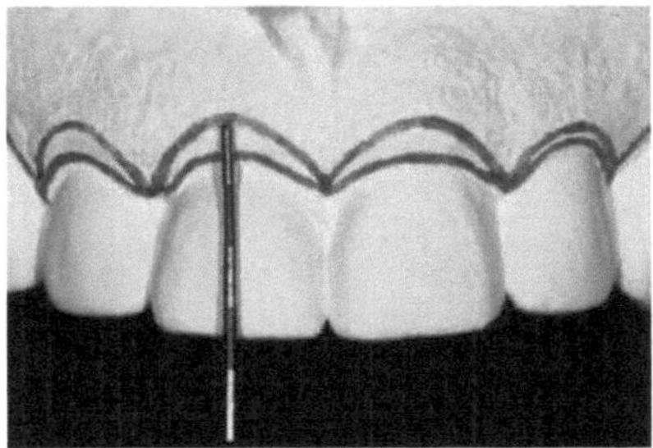

Fig 8 - As linhas vermelha e azul indicam as margens gengivais actuais e desejadas

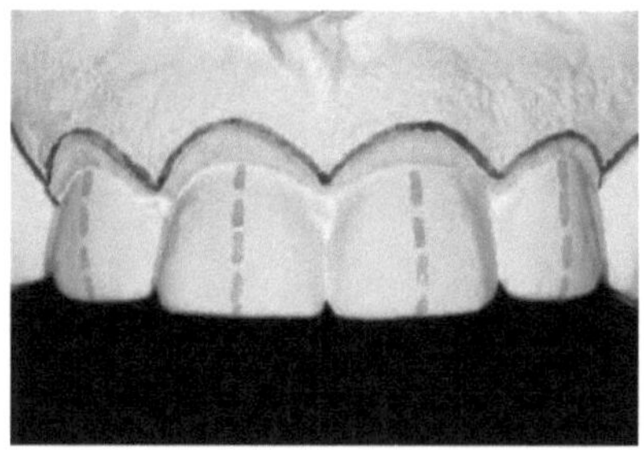

Fig 9- As linhas indicam o eixo longo da restauração existente

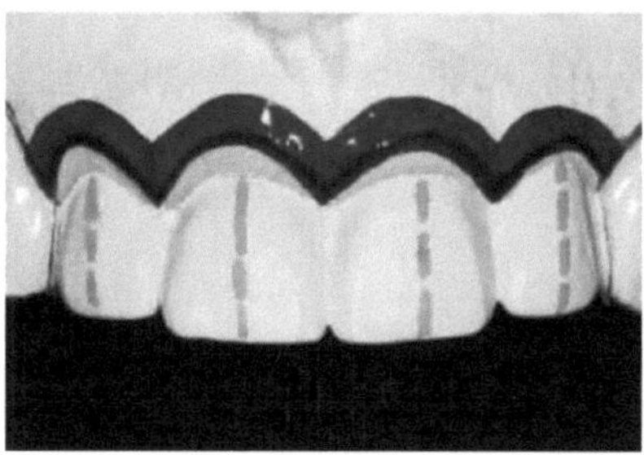

Fig 10- Um guia cirúrgico desenvolvido para fornecer
parâmetros terapêuticos específicos no
que diz respeito ao nível e contorno da margem gengival
desejada.

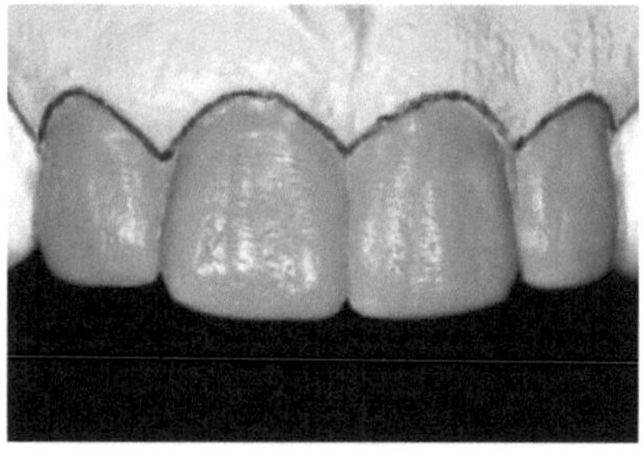

Fig 11- Enceramento de diagnóstico

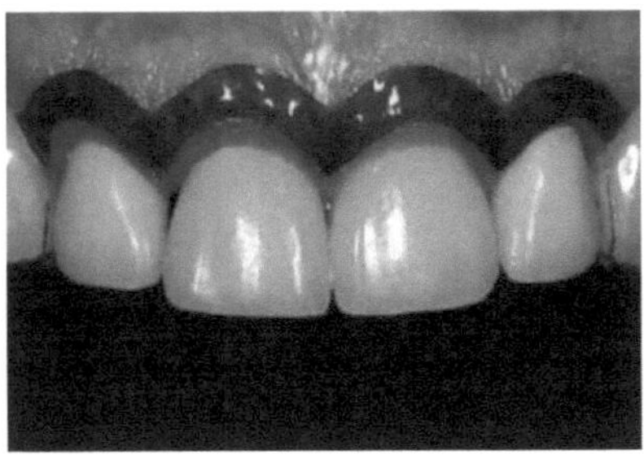

Fig 12- Aspeto pré-operatório da guia cirúrgica.

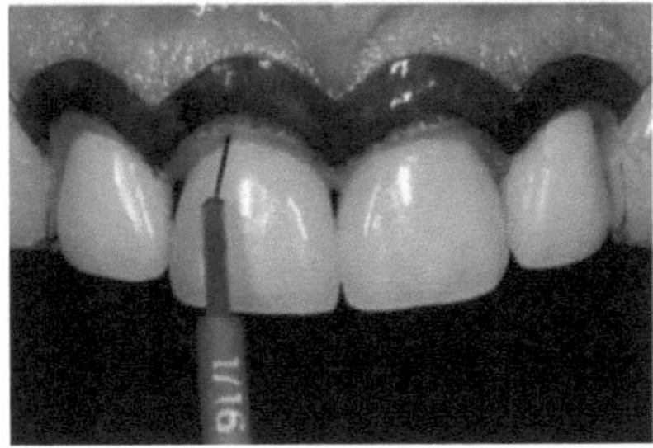

Fig. 13 - Aspeto das incisões que contornam os colos gengivais antes
da excisão.

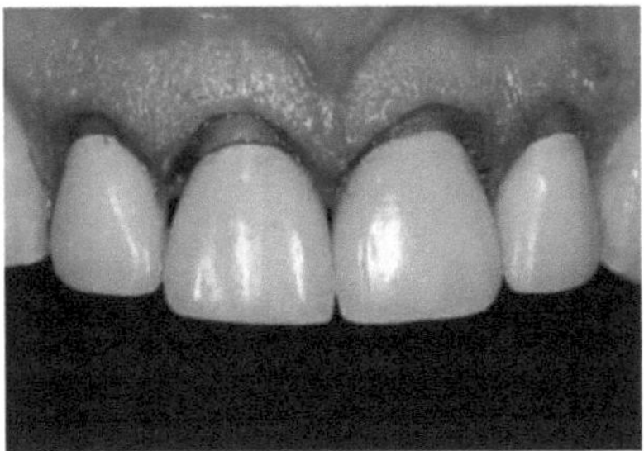

Fig. 14-E Margens da coroa e superfícies radiculares expostas após

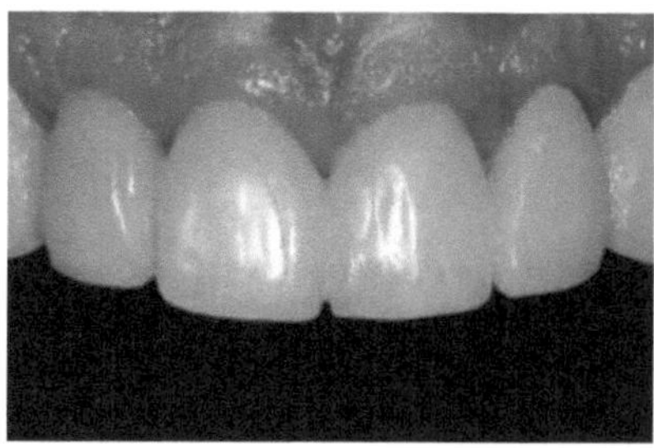

Fig 15- Pós-operatório em casos do tipo II

No **alongamento estético da coroa tipo III**, a sondagem óssea pode revelar um cenário em que o reposicionamento da margem gengival resultará na exposição da crista óssea. Esta é uma complicação inaceitável que impede a realização de qualquer procedimento de gengivectomia antes do contorno ósseo cirúrgico.

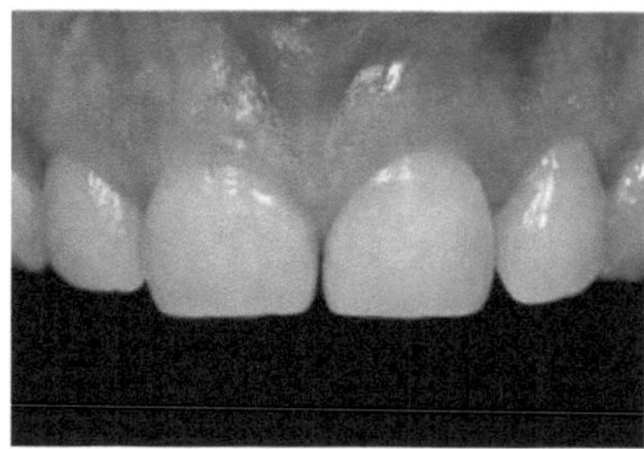

Fig 16 - Aspeto pré-operatório dos casos do tipo III

Os casos de alongamento estético da coroa do tipo III são

normalmente encaminhados para um periodontista e são frequentemente uma fonte de insatisfação resultante de uma comunicação interdisciplinar inadequada. Isto pode ter origem na incapacidade de identificar objectivos terapêuticos específicos para o cirurgião ou, em alternativa, no desconhecimento da natureza restauradora do procedimento de alongamento estético da coroa. É inadequado encaminhar estes pacientes sem fornecer um modelo cirúrgico derivado de um projeto estético relevante.

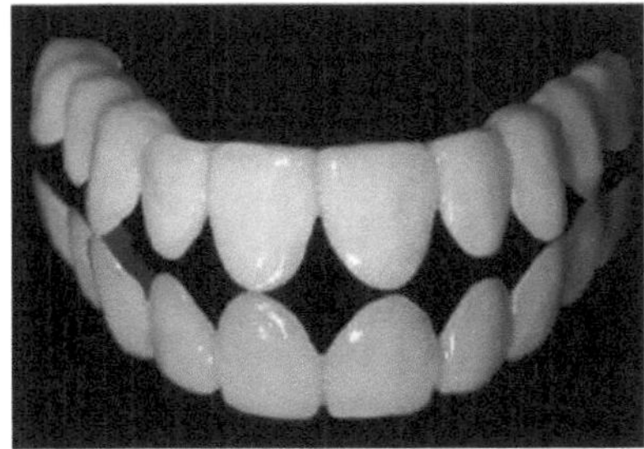

Fig. 17 - Um aparelho de diagnóstico estético.

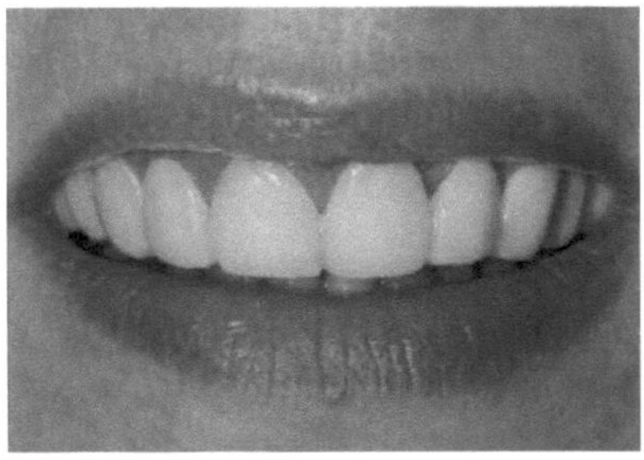

Fig 18- Modelo de diagnóstico experimentado intra-oralmente.

Este modelo servirá de guia durante a cirurgia, para que, após a reflexão do retalho, possa ser estabelecida e mantida uma relação constante entre a coroa clínica prevista e os níveis da crista óssea, ao longo do processo de contorno ósseo.

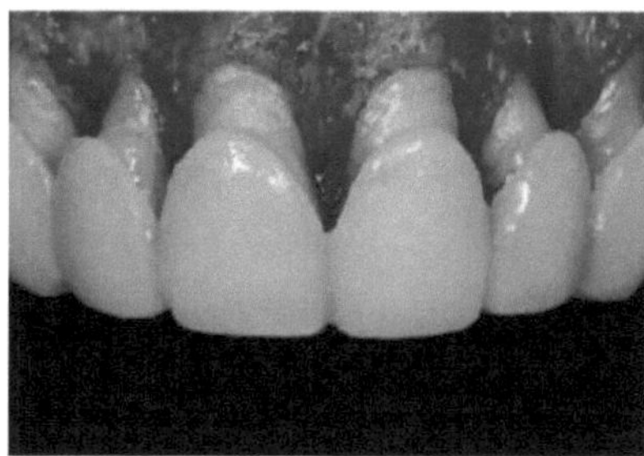
Fig 19- O aparelho de diagnóstico serve de guia cirúrgico

O periodontista deve também ser instruído para reposicionar os retalhos coronalmente, em vez de apicalmente, de modo a maximizar a preservação dos tecidos e permitir as revisões antecipadas da margem gengival que se seguirão após a cicatrização da cirurgia óssea ter sido concluída.[13, 14] Devem ser feitos esforços para utilizar suturas que aproximem as papilas e minimizem o risco de aumento dos espaços de embrasure gengival após a cirurgia.

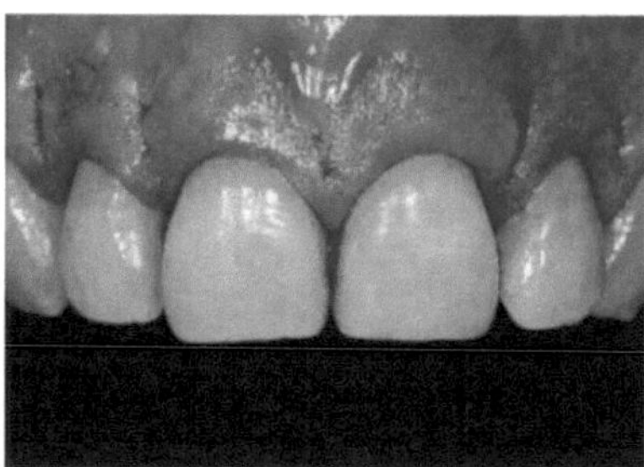
Fig. 20 - Um retalho reposicionado coronalmente sem tensão.

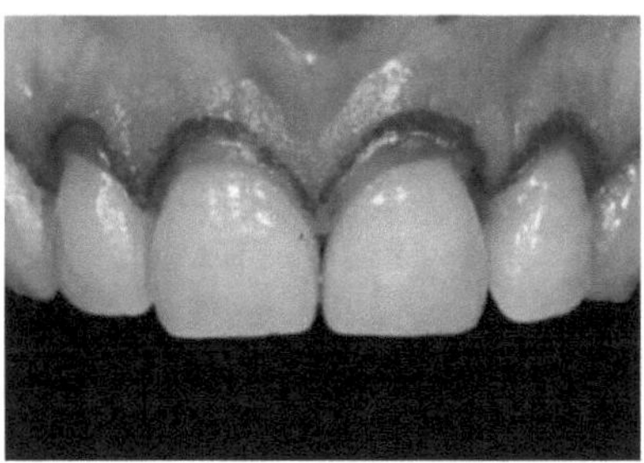

Fig. 21 - Depois de uma cicatrização adequada,
procede-se à gengivectomia.

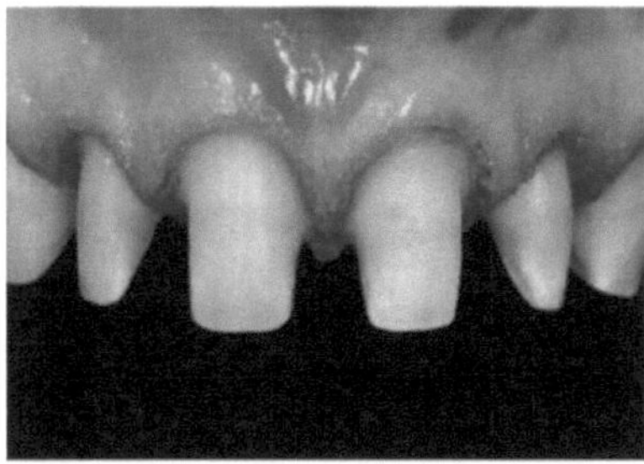

Fig. 22 - A preparação do dente e o fabrico de provisórios com o
comprimento da coroa clínica desejado podem ser efectuados na
mesma consulta.

O alongamento estético de coroa tipo IV é reservado para cenários em que o grau de excisão gengival é comprometido por uma quantidade insuficiente de gengiva aderida. A posição ideal da margem, portanto, só pode ser alcançada através do uso de um retalho mucoperiosteal posicionado apicalmente, independentemente da necessidade de contorno ósseo. A tentativa de estabelecer o comprimento da coroa clínica desejada apenas com a excisão de tecido resultará numa faixa residual inadequada de gengiva anexa nestas circunstâncias. Consequentemente, os casos do tipo IV não beneficiam

de uma abordagem faseada ou de qualquer outra sequência de tratamento que se desvie do protocolo convencional. Como resultado, a colocação da margem gengival definitiva e o fabrico de provisórios podem não ser viáveis durante a mesma consulta.
Considerações sobre o planeamento do tratamento

A preservação do espaço biológico de largura após procedimentos estéticos exige a existência de objectivos terapêuticos claramente definidos. Ao contrário dos cenários em que a exposição da estrutura dentária sã é o principal objetivo, o sucesso do alongamento estético da coroa é determinado pela posição final da margem restauradora e pela aparência pós-operatória dos tecidos gengivais. Apesar da lógica, os princípios biológicos que regem todos os procedimentos de alongamento de coroa permanecem os mesmos. Os protocolos convencionais requerem um período de espera de 4 a 6 semanas para uma cicatrização suficiente do aparelho de fixação antes de iniciar os esforços de restauração. As superfícies expostas devido ao alongamento da coroa serão exibidas durante o referido período de cicatrização até que a prótese provisória possa ser fabricada ou revestida. As áreas expostas podem limitar-se às junções cemento-esmalte e a quantidades variáveis de superfície radicular, mas também podem incluir as margens de restaurações anteriores.

Os pacientes que necessitam de um alongamento estético da coroa, no entanto, exibem frequentemente uma linha de sorriso alta. Como resultado, o dentista restaurador é frequentemente pressionado a corrigir as deficiências estéticas o mais cedo possível e a manter determinados padrões estéticos ao longo do tratamento. Por conseguinte, o período pós-operatório de 4 a 6 semanas atualmente recomendado nos protocolos convencionais pode ser inaceitável para estes pacientes.

Uma alternativa preferível pode ser conceber uma sequência de tratamento que permita a colocação imediata de uma restauração provisória, de modo a que quaisquer potenciais problemas estéticos provocados pela exposição de estruturas subgengivais possam ser resolvidos durante a mesma consulta. Atualmente, apenas os casos do tipo I são tratados desta forma. Uma vez que nestas situações está presente tecido mole supra-alveolar suficiente, a posição desejada da margem gengival pode ser estabelecida cirurgicamente sem interferir com a largura biológica, tornando desnecessário o contorno ósseo. Se a hemostasia for alcançada, a restauração provisória pode ser colocada imediatamente após a gengivectomia.

Por outro lado, os casos do tipo II e III requerem um contorno ósseo. Nestes casos, pode ser benéfico compartimentar os componentes dos tecidos moles e duros do procedimento de alongamento da coroa e prepará-los individualmente para o tratamento. Especificamente aplicada a casos do tipo II, esta abordagem defende a realização da gengivectomia até aos níveis de margem desejados, seguida da colocação imediata da restauração provisória em violação da largura biológica. Após a cicatrização dos tecidos moles, um retalho mucoperiosteal pode ser posteriormente refletido para acessar a crista alveolar e realizar o contorno ósseo necessário para restaurar o espaço de largura biológica, usando as margens previamente estabelecidas da restauração provisória como guia. Esta abordagem faseada é possível devido à capacidade do aparelho de inserção periodontal tolerar uma violação temporária das dimensões da largura biológica sem morbilidade aparente. Desconhece-se o período máximo de tempo que pode decorrer antes do início de uma reação inflamatória crónica ou reabsorção óssea.

Nos casos do tipo III, é necessário o contorno ósseo para evitar a exposição da crista alveolar. O período de cicatrização de 4 a 6 semanas, que é tradicionalmente defendido antes do fabrico de provisórios, pode ser desagradável para muitos pacientes. Uma aparência inestética prolongada após o alongamento da coroa pode ser evitada através de variações no desenho cirúrgico e na sequência de procedimentos. Utilizando incisões sulculares e uma abordagem com retalho posicionado coronalmente, o contorno ósseo pode ser completado com uma exposição mínima das estruturas subgengivais. Uma gengivectomia pode ser realizada numa fase subsequente para estabelecer a posição definitiva da margem gengival, permitindo a colocação de uma restauração provisória do comprimento da coroa clínica desejada durante a mesma consulta. O sucesso desta abordagem faseada dependerá da capacidade de prever a posição final da crista alveolar através da utilização de uma técnica de planeamento adequada e de uma guia cirúrgica concomitante.

Projeto estético: Desenvolvimento e Transferência

É imperativo desenvolver um projeto estético que defina efetivamente os parâmetros morfológicos a atingir com a restauração definitiva. Isto só pode ser conseguido com técnicas que permitam testes in vivo, de modo a que todos os objectivos estéticos e funcionais desejados na restauração definitiva possam ser definidos no ambiente intra-oral.[14] É um erro depender exclusivamente de um enceramento de diagnóstico para o desenvolvimento do projeto estético. As restaurações provisórias ou aparelhos equivalentes são melhor utilizados para este fim, podendo qualquer um deles ser precedido de um waxup de diagnóstico.

Uma vez desenvolvido o projeto estético, cabe ao clínico assegurar a sua transferência precisa através de todas as fases terapêuticas. Embora existam vantagens em ter o procedimento de alongamento estético da coroa realizado pelo dentista restaurador, pode ser necessária uma abordagem em equipa com um periodontista, dependendo do cenário clínico. É nesta altura que surgem os maiores problemas, normalmente devido a uma deficiente comunicação interdisciplinar. Devido a variáveis cirúrgicas inadequadamente controladas, o dentista restaurador pode ser confrontado com o fardo de se desviar do projeto estético e comprometer a morfologia das restaurações definitivas para compensar o comprimento excessivo ou insuficiente da coroa clínica ou o aumento dos espaços de embrasure gengival. Assim, é essencial fornecer ao cirurgião parâmetros terapêuticos concretos para que o projeto estético possa sobreviver ao processo de referência. Isto pode ser conseguido com a utilização de guias cirúrgicos derivados do projeto estético e fornecidos pelo dentista restaurador.

O alongamento estético da coroa deve ser considerado como um componente cirúrgico da terapia restauradora. O sistema de classificação do alongamento estético da coroa aqui apresentado baseia-se na relação dinâmica entre a posição da crista alveolar e os níveis de margem gengival previstos no pós-operatório. A categorização dos cenários possíveis pode acelerar o processo de diagnóstico e ajudar a simplificar a sequência de tratamento. Uma compreensão completa das estruturas anatómicas envolvidas e do conceito de largura biológica é essencial para a atribuição adequada das classes de tratamento descritas. A utilização de uma abordagem faseada, bem como de sequências de tratamento alternativas, pode também facilitar a gestão das exigências estéticas nos casos de tipo II e tipo III. Poderão ser necessários mais estudos para determinar a estabilidade a longo prazo da posição da margem gengival após procedimentos estéticos de alongamento da coroa, bem como as potenciais variáveis introduzidas pelos diferentes biótipos periodontais.

Procedimentos de aumento de crista:

Estes procedimentos têm como objetivo corrigir a perda excessiva de osso alveolar que por vezes ocorre na região anterior como consequência de doenças periodontais avançadas, perda óssea periapical avançada, extracções dentárias traumáticas e traumatismos externos. Esta perda óssea excessiva pode criar um problema estético difícil e complicar a reconstrução protética.

Na substituição de próteses fixas, o grande espaço pode resultar num pôntico longo ou num espaço entre a extremidade apical do pôntico e o rebordo reabsorvido. Estes defeitos ósseos podem ocorrer na direção coronoapical ou vestibulolingual. Em muitas situações, pode ocorrer em ambas as direcções simultaneamente.

Foram desenvolvidos procedimentos cirúrgicos rigorosos para corrigir estas discrepâncias do rebordo. A técnica do rolo foi relatada por Abrams para gerir a perda moderada de tecido na direção vestibulolingual. Defeitos maiores podem exigir enxertos ósseos na forma de um bloco monocortical usando parafusos de fixação ou enxertos ósseos particulados mantidos no lugar com membrana suportada por titânio.[4]

Cirurgia pré-protética e implantes

As principais causas de perda óssea são: perda de dentes - cáries, doença periodontal, traumatismos dentários, extracções -, traumatismos faciais e tumores, para além de outras causas como a doença sistémica. O facto de ser desdentado gera uma perda progressiva de tecido ósseo, o que produz alterações no esqueleto facial e na face, levando ao envelhecimento nos casos mais extremos.[15] Isto dificulta um pouco a colocação dos implantes numa posição óptima para a posterior reabilitação protética e, por vezes, pode mesmo não ser possível. Não só o defeito estrutural tem de ser corrigido, como também os problemas funcionais e estéticos têm de ser resolvidos. Além disso, as expectativas do paciente têm de ser satisfeitas, o que é bastante difícil nos casos mais complexos. Os principais métodos de regeneração óssea em cirurgia pré-protética são: distração alveolar e enxertos ósseos, e as suas alternativas, principalmente xenoenxertos derivados de bovinos (Bio-Oss®) e alternativas cerâmicas como o fosfato tricálcico (Cerasorb®). Quando se analisam as apresentações científicas e os artigos em livros e revistas de cirurgia pré-protética (cerca de 1000 referências), os resultados e os casos são muito bons, mas a maioria carece de uma abordagem crítica e de rigor científico. Numa revisão recente da regeneração óssea feita por Cochrane, Esposito e cols,[16] foram seleccionados apenas 13 ensaios clínicos randomizados rigorosos e dos quais se podiam extrapolar conclusões, mas mesmo estes sofriam, em geral, de um seguimento e número de doentes limitados.

Tipo de enxerto ósseo

Auto-enxertos

Mandíbula-Chin-Symphysis

Desta forma, é possível obter enxertos ósseos cortico-esponjosos (sobretudo corticais) de tamanho médio. Ao utilizar esta técnica, deves ter cuidado para não danificar o nervo mental e as raízes dentárias. É um enxerto ideal para defeitos pequenos e médios. Fornece osso de tipo membranoso e, por isso, há menos reabsorção do que no osso endocondral e, como se trata de um osso basicamente cortical, há menos reabsorção do que no tipo de osso esponjoso, devido a uma revascularização mais lenta que se processa ao longo de meses, enquanto no osso esponjoso se processa em semanas. O enxerto de mento tem a vantagem de ser obtido de um local intra-oral e, sendo um procedimento simples, pode ser realizado com anestesia local. As desvantagens são a morbidade e a possibilidade de danos ao nervo mental ou às raízes dos incisivos.

Ramus ascendente

A partir do ramo ascendente, podem ser obtidos enxertos puramente corticais de tamanho reduzido. Apenas o osso cortical externo é obtido para evitar qualquer dano ao nervo dentário. A morbilidade é visivelmente menor do que com o enxerto do queixo, no que diz respeito a possíveis danos nos nervos.[17] Ao decidir de que zona se deve obter o enxerto, deve avaliar-se a altura do nervo dentário na zona retromolar, já que na maioria dos casos é na zona de maior disponibilidade que vamos encontrar o nervo, podendo surgir hipoestesia transitória ou anestesia se a técnica não for realizada com cuidado. Este enxerto é membranoso e por isso a taxa de reabsorção é baixa. As suas vantagens são a facilidade de execução da técnica, pois pode ser realizada com anestesia local através de uma incisão semelhante à utilizada para um terceiro molar, e a sua baixa morbilidade.

Osso Calvarial

Este enxerto é obtido da placa calvariana externa. É membranoso e do tipo cortical. A reabsorção é, portanto, baixa.[18] Fornece um grande volume de osso, o que o torna adequado para a reconstrução de grandes defeitos. As suas vantagens são o baixo desconforto pós-operatório, a cicatriz oculta no cabelo e o volume ósseo que se pode obter. Os inconvenientes são que a técnica exige um treino adequado, o enxerto é difícil de moldar, a anestesia geral

É necessário e existem possíveis complicações que, embora muito pouco frequentes, podem ser graves: hematomas epidurais, lesões cerebrais e fístulas cefalorraquidianas.

Crista ilíaca

Este é o enxerto mais utilizado na reconstrução maxilofacial, uma vez que é fornecido um grande volume de osso cortical-esponjoso, adequado para grandes reconstruções. A técnica de alçapão é normalmente utilizada, o que evita uma depressão inestética da crista. A libertação dos músculos glúteos deve ser evitada para evitar problemas na marcha. O osso é de origem endocondral e o material é basicamente esponjoso. O processo de reabsorção será, portanto, muito maior[19] do que nos enxertos do tipo membranoso e cortical. A grande vantagem deste enxerto reside no grande volume de osso cortical e esponjoso que pode ser obtido em blocos ou lascas. As desvantagens são a necessidade de anestesia geral e o desconforto pós-operatório ao caminhar. Outros tipos de complicações, como o íleo paralítico, são excepcionais.

Tíbia

O enxerto de tíbia fornece lascas de osso esponjoso que podem ser obtidas através do acesso à tuberosidade da tíbia lateral ou medialmente,[20] e pela trefinação posterior do osso cortical e curetagem do osso esponjoso. O enxerto é indicado basicamente como material de preenchimento para elevação de seios e para cavidades císticas. As vantagens são a facilidade da técnica e a ausência de morbidade. As complicações como a fratura do planalto tibial são excepcionais.

Xenoenxertos

É utilizada principalmente hidroxiapatite bovina reabsorvível porosa (Bio-Oss®). Esta tem propriedades osteocondutoras, o que permite o crescimento ósseo entre as partículas, e tem uma reabsorção a longo prazo. A taxa final de reabsorção do enxerto é baixa. É indicado principalmente para o preenchimento de cavidades, especialmente na elevação do fundo do seio. Também é utilizado em implantes imediatos pós-extração e em implantes fenestrados.

Distração alveolar

Esta técnica baseia-se nos princípios de Hizarov, que observou doentes com problemas de consolidação de fracturas, e cujo calo de fratura foi submetido a compressão com aparelhos ortopédicos. O resultado foi a rotação acidental dos parafusos no sentido contrário e, finalmente, o alongamento dos membros inferiores. Mostrou como se podia formar osso através de uma osteotomia e de uma distração posterior, e que o osso se formaria finalmente na lacuna do calo ósseo. Os primeiros estudos foram realizados em ossos longos e foi Block[21] que, em 1996, realizou a primeira distração alveolar em cães, utilizando os implantes como distractores, praticamente ao mesmo tempo que Chin[22] publicava a primeira osteogénese de distração alveolar humana com o distractor intraósseo por ele concebido.

A principal indicação da distração alveolar é para o alongamento vertical das porções anteriores da mandíbula e do maxilar. Consegue-se assim um alongamento do osso e dos tecidos moles com resultados muito previsíveis e estáveis.

Reabsorção óssea dos enxertos e taxa de sucesso

Um problema muito importante associado aos enxertos ósseos é a taxa de reabsorção, que é menor nos enxertos membranosos e corticais, como indicado anteriormente. Quando nos referimos a aumentos horizontais, a influência das taxas de reabsorção no resultado final é relativa, pois normalmente não compromete a colocação posterior dos implantes. No entanto, em casos de aumento vertical de certa relevância os resultados são piores, especialmente na mandíbula onde os problemas associados aos tecidos moles, deiscência e contaminação do enxerto pela saliva, podem levar ao insucesso dos procedimentos ou à morbilidade associada. Existem vários estudos na literatura que analisam ou comparam a taxa de reabsorção dos enxertos utilizados em cirurgia pré-protética. Verhoeven,[23] colocou enxertos de crista ilíaca na mandíbula de 30 pacientes para facilitar a colocação de dois implantes e a posterior reabilitação com barras. Os pacientes foram seguidos durante 3 anos e foi observada uma taxa de reabsorção de 36% nos enxertos. A análise do seu artigo posterior, dez anos após a colocação dos enxertos, é muito interessante, uma vez que são observados os resultados a longo prazo do estudo prospetivo. Apenas 51% da altura do enxerto permaneceu estável e, durante este período, foram necessárias várias intervenções devido à peri-implantite associada. No entanto, nenhum dos implantes foi perdido. A taxa de reabsorção do osso membranoso é menor. Ikuza quase não notou qualquer reabsorção quando foram utilizados enxertos de osso calvarial. Esta informação coincide com a de Lenzen, que registou uma taxa de reabsorção de 10%. Proussaefs e Lozada[24] relataram uma redução de volume de 17,58% em enxertos no ramo ascendente que foram utilizados para aumento vertical em 8 pacientes. O intervalo antes da colocação do implante variou consideravelmente (4 a 8 meses) e relataram exposição do enxerto em 3 dos 8 casos. Em um caso houve exposição precoce levando a necrose do enxerto.

Stellingsma fez uma revisão da literatura para observar as diferentes soluções para mandíbulas extremamente reabsorvidas: implantes transmandibulares, implantes curtos, enxertos ósseos e distração alveolar. Os enxertos ósseos foram colocados através dos métodos onlay e inlay, e os implantes foram colocados numa ou duas fases. A reabsorção do enxerto foi menor com a técnica onlay e quando os implantes foram colocados em duas fases, aos três ou quatro meses da colocação do enxerto. Por outro lado, se os implantes forem colocados numa única fase, o tempo cirúrgico é reduzido, mas a fase protética é mais difícil, porque os implantes nem sempre são colocados adequadamente, para além de haver uma reabsorção imprevisível à volta do implante.[25] A taxa de sobrevivência dos implantes, segundo Stellingsma, variou entre 88 e 100%. As complicações locais associadas foram: deiscência da ferida, infeção e perturbação sensorial do nervo mental.

Dada a possibilidade de deiscência da ferida, contaminação e possibilidade de infeção e perda do enxerto em mandíbulas extremamente reabsorvidas, tem sido descrita a abordagem extraoral submental com dissecção da submucosa e dissecção do nervo mental. Além disso, existe outro risco nessas mandíbulas, que é a fratura do corpo mandibular. Bell[26] utilizou esse método em mandíbulas extremamente reabsorvidas e com altura inferior a 7mm, utilizando a crista ilíaca como enxerto, reconstruindo o corpo mandibular e a sínfise e colocando os implantes em duas fases na região sinfisária. O ganho em altura óssea variou entre 9 e 22 mm. A reabsorção óssea antes da colocação dos implantes aos 3 a 4 meses da colocação do enxerto foi de

33%. Aos 12 meses de carga foi inapreciável na região sinfisária com os implantes carregados, e 11% no corpo mandibular. Em nenhum dos casos houve deiscência ou infeção do enxerto. Utilizámos esta abordagem em alguns dos pacientes com reabsorção mandibular considerável, utilizando osso calvário como material de enxerto, obtendo bons resultados sem complicações locais associadas.

Elevação do seio:

Tipo de enxertos a utilizar e taxa de sucesso

A elevação do pavimento do seio maxilar é considerada o método de eleição para o aumento vertical da maxila posterior. O material de preenchimento a ser utilizado na elevação do assoalho do seio tem mudado ao longo do tempo. Desde o início em que o osso autógeno era considerado o padrão ouro, inicialmente a partir de osso esponjoso da anca e osso esponjoso da tíbia, às misturas de osso autógeno com PRP e hidroxiapatite em cocktails com receitas diferentes consoante o autor, ao uso de biomateriais isoladamente, ou mesmo o uso de celulose (cirúrgica ®) ou apenas o coágulo em si; tudo tem sido experimentado no seio maxilar. Em recente revisão sobre preenchimento ósseo em cirurgia maxilofacial, Ochandiano foi da opinião de que o seio maxilar é um defeito não crítico e que os biomateriais por si só estabilizam o coágulo e podem ser suficientes para a ossificação do seio. Hallman[27] efectuou elevações do seio maxilar que foram aumentadas utilizando lascas de osso autógeno, hidroxiapatite bovina e uma mistura 80/20 de hidroxiapatite e osso autógeno. Os implantes foram colocados após um período de 6-9 meses.

Os resultados a curto prazo não revelaram diferenças significativas entre os três grupos. Após um estudo de boca dividida envolvendo 10 cães beagle com preenchimento de osso autógeno num lado e Bio-Oss® no outro, Schlegel concluiu que o Bio-Oss® é um bom material de preenchimento e que sofre menos reabsorção do que o osso autógeno. Szabó[28] utilizou, num estudo multicêntrico prospetivo de boca dividida com 20 pacientes, osso autógeno num lado e fosfato tricálcico (Cerasorb®) no outro. Não foram encontradas diferenças significativas entre os grupos. Gray[29] realizou a regeneração do seio maxilar utilizando apenas celulose oxidada (surgicel®). Lundgreen[30] efectuou a elevação do seio, suspendendo a membrana elevada e colocando os implantes no rebordo alveolar residual (4-10 mm), de forma a manter a elevação. A ossificação do seio foi conseguida simplesmente através da estabilização do coágulo que se formou desta forma. Na sua revisão de RCTs sobre técnicas de aumento ósseo, Esposito concluiu que os substitutos ósseos (Bio-Oss, Cerasorb) eram talvez tão eficientes para aumentar seios muito atróficos como os enxertos autógenos.

Distração alveolar e taxa de sucesso

A distração alveolar representa um método previsível para o aumento vertical do osso e a taxa de complicações é muito baixa.[31] A maior dificuldade reside na orientação adequada do vetor de distração. Herford[32] descreveu vários métodos de suporte ortodôntico para a realização da osteogénese de distração com um vetor adequado. Bilbao realizou um total de 44 distracções alveolares e 39 foram consideradas um sucesso, porque foi possível a colocação correcta dos implantes e porque o osso foi levado para a posição desejada, sem necessidade de qualquer técnica complementar.

Stellingsma considerou a osteogénese de distração como um método eficaz para o aumento da porção anterior de mandíbulas extremamente reabsorvidas, em combinação com implantes endósseos, embora tenha salientado que são necessários mais estudos a longo prazo.

Chiapasco e cols[33] , realizaram um extenso estudo prospetivo multicêntrico sobre a osteogénese de distração alveolar: 37 pacientes, 4 centros, 138 implantes, ganho ósseo de 9,9 mm (4-15). Os resultados obtidos neste estudo foram: sucesso acumulado após 4 anos de carga dos implantes de 94,2%, taxa acumulada de sobrevivência dos implantes de 100%, 1 falha parcial com distração incompleta, 5 casos de inclinação do fragmento de distração, 0 % de infeção, biópsias com ossificação intra membranosa do gap de distração, reabsorção óssea do fragmento distraído de 0,3 mm, reabsorção peri-implantar de 1,4 mm após 4 anos de carga. Concluiu-se que a distração é um método muito previsível e estável, que se consegue um ganho considerável com uma baixa taxa de morbilidade e que a taxa de sucesso e sobrevivência dos implantes no osso gerado através da osteogénese de distração é semelhante à do osso alveolar residual normal.

Alternativas na cirurgia pré-protética

Implantes curtos

Os implantes curtos, com 10 mm ou menos, podem representar uma alternativa válida para mandíbulas reabsorvidas edêntulas, nas quais podem ser colocados 4 implantes para uma sobredentadura, e também na porção posterior da mandíbula, uma vez que outras alternativas como o enxerto ou a distração são difíceis e nem sempre dão os melhores resultados. Em mandíbulas extremamente reabsorvidas, o que não é muito comum, podem ocorrer fraturas ósseas, que são muito difíceis de tratar, pois um osso tão fraco é submetido ao stress de uma carga. Nestes casos, o reforço mandibular deve ser avaliado com enxertos e, provavelmente, com uma abordagem submental extra-oral.

Stellingsma, numa revisão dos diferentes métodos de tratamento de mandíbulas edêntulas atróficas, salientou que os implantes curtos para overdentures na área sinfisária têm uma taxa de sobrevivência que varia entre 88 e 100%, de acordo com as diferentes séries, e, em geral, pode ser apreciada uma menor taxa de complicações associadas do que quando os implantes são combinados com enxertos ósseos.

Arlin[34] comparou implantes curtos de 6 ou 8 mm com implantes mais longos de 10 a 18 mm em áreas parcialmente edêntulas. Não foram encontradas diferenças estatisticamente significativas nas taxas de sobrevivência aos 2 anos. Esposito considerou os implantes curtos, utilizados para overdentures, como uma alternativa de escolha em mandíbulas muito reabsorvidas.

Expansão cortical com osteótomos

Consiste na expansão do osso cortical maxilar, através da introdução de instrumentos com um diâmetro crescente, de modo a separar ambas as estruturas ósseas e a criar um espaço que permita a inserção de um implante com uma estabilidade primária satisfatória.

Utiliza-se em rebordos alveolares atróficos com um diâmetro de 3-4 mm. Desta forma, evita-se a utilização de enxertos ósseos em casos de defeitos alveolares horizontais maxilares moderados. Os dois tipos de técnicas de osteótomo utilizados são os que são introduzidos por empurrão ou por aparafusamento. Estas últimas têm a vantagem de evitar o desagradável trauma repetitivo para o paciente do sistema de empurrar quando introduzido.

Implantes angulados para evitar a elevação do seio

Para os casos em que existe uma patologia sinusal de sinusite purulenta ou sinusite crónica recorrente, e a elevação do pavimento sinusal não é possível ou falhou, ou se o paciente não desejar a elevação do pavimento sinusal, a situação pode ser recuperada colocando um implante angulado à frente do seio e outro atrás (pterigoide). Esta técnica não deve ser efectuada às cegas, utilizando o sentido do tato, de modo a evitar a penetração acidental no seio. Realiza-se através de um sistema de planeamento com o software Simplant (Materialise), obtido a partir da TAC do paciente, e coloca-se um implante virtualmente à frente do seio e outro atrás (na zona do pterigoide), e inclinam-se entre 25-30 graus para não dificultar a reabilitação protética. Esta análise de planeamento é enviada para a obtenção de talas personalizadas através de um sistema CAD/CAM.[35]

CONSIDERAÇÕES BIOLÓGICAS

A relação entre a saúde periodontal e a restauração dos dentes é íntima e inseparável. Para que a restauração sobreviva a longo prazo, o periodonto deve permanecer saudável para que os dentes sejam mantidos. Para que o periodonto se mantenha saudável, as restaurações têm de ser geridas de forma crítica em várias áreas, para que estejam em harmonia com os tecidos periodontais circundantes. Para manter ou melhorar a aparência estética do paciente, a interface dente/tecido deve apresentar uma aparência natural saudável, com os tecidos gengivais a enquadrarem os dentes restaurados de forma harmoniosa.[6]

Colocação da margem e largura biológica*:*

Os clínicos de restauração devem compreender o papel da largura biológica na preservação dos tecidos gengivais saudáveis e no controlo da forma gengival em torno da restauração. Também devem aplicar esta informação no posicionamento das margens da restauração, especialmente na zona estética, onde o objetivo principal do tratamento é mascarar a junção da margem com o dente. São apresentadas ao clínico três opções para o posicionamento das margens: supragengival, equigengival e subgengival.[36] A margem supragengival tem o menor impacto sobre o periodonto. Classicamente, esta localização de margem tem sido aplicada em áreas não estéticas devido ao contraste marcado na cor e opacidade dos materiais de restauração tradicionais contra o dente. Com o advento de materiais de restauração mais translúcidos, dentisteria adesiva e cimentos de resina, a capacidade de colocar margens supragengivais em áreas estéticas é agora uma realidade. Por isso, sempre que possível, estas restaurações devem ser escolhidas não só pelas suas vantagens estéticas, mas também pelo seu impacto periodontal favorável. Tradicionalmente, a utilização de margens equigengivais não era desejável porque se pensava que estas retinham mais placa bacteriana do que as margens supragengivais ou subgengivais e, por conseguinte, resultavam numa maior inflamação. Havia também a preocupação de que qualquer pequena recessão gengival criasse uma exibição de margem inestética. Estas preocupações não são válidas atualmente, não só porque as margens da restauração podem ser esteticamente misturadas com o dente, mas também porque as restaurações podem ser facilmente acabadas para proporcionar uma interface suave e polida na margem gengival. Do ponto de vista periodontal, tanto as margens supragengivais como as equigengivais são bem toleradas. O maior risco biológico ocorre quando coloca margens subgengivais. Estas margens não são tão acessíveis como as margens supragengivais ou equigengivais para procedimentos de acabamento e, além disso, se a margem for colocada demasiado abaixo da crista do tecido gengival, viola o aparelho de fixação gengival.[37]

A dimensão do espaço que os tecidos gengivais saudáveis ocupam acima do osso alveolar é agora identificada como a *largura biológica.*

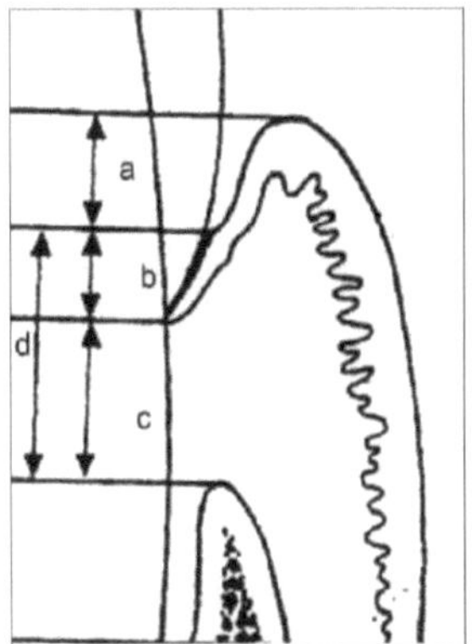

Fig. 23 - (a) Sulco histológico (0,69 mm), (b) Fixação epitelial (0,97 mm), (c) Fixação do tecido conjuntivo (1,07 mm), (d) Largura biológica (b+c)

A maioria dos autores atribui ao estudo de Gargiulo, Wentz e Orban em cadáveres o estabelecimento das dimensões do espaço requerido pelos tecidos gengivais. Descobriram que, num ser humano

49

médio, a inserção do tecido conjuntivo ocupa 1,07 mm de espaço acima da crista do osso alveolar e que o epitélio juncional abaixo da base do sulco gengival ocupa mais 0,97 mm de espaço acima da inserção do tecido conjuntivo. A combinação destas duas medidas constitui a largura biológica. Clinicamente, esta informação é aplicada para diagnosticar violações da largura biológica quando a margem da restauração é colocada a 2 mm ou menos do osso alveolar e os tecidos gengivais estão inflamados sem outros factores etiológicos evidentes.

As considerações restauradoras ditam frequentemente a colocação das margens da restauração abaixo da crista do tecido gengival. As restaurações podem precisar de ser estendidas gengivalmente para criar resistência adequada e forma retentiva no preparo, para fazer alterações significativas no contorno devido a cáries ou outras deficiências do dente, ou para mascarar a interface dente/restauração, localizando-a subgengivalmente. Quando a margem da restauração é colocada muito abaixo da crista do tecido gengival, ela colide com o aparelho de fixação gengival e cria uma violação da largura biológica. Podem ser observadas duas reacções diferentes nos tecidos gengivais envolvidos. Uma possibilidade é que a perda óssea de natureza imprevisível e a recessão do tecido gengival ocorram à medida que o corpo tenta recriar o espaço entre o osso alveolar e a margem para permitir a reinserção do tecido. É mais provável que isto ocorra em áreas onde o osso alveolar que rodeia o dente é muito fino. O trauma causado por procedimentos restauradores pode ter um papel importante na retração desse tecido frágil. Outros fatores também têm sido apresentados na literatura como influenciadores da probabilidade de recessão. Estas variáveis incluem se a gengiva é espessa e fibrótica ou fina e frágil e se o periodonto é altamente recortado ou plano na sua forma gengival. Verificou-se que a gengiva fina e altamente recortada é mais propensa à recessão do que um periodonto plano com tecido fibroso espesso.

O achado mais comum com a colocação de margens profundas é que o nível ósseo parece permanecer inalterado, mas a inflamação gengival desenvolve-se e persiste. Para restaurar a saúde do tecido gengival, é necessário estabelecer clinicamente um espaço entre o osso alveolar e a margem. Isto pode ser conseguido quer através de cirurgia para alterar o nível ósseo, quer através de extrusão ortodôntica para afastar a margem da restauração do nível ósseo.[38]

Avaliação da largura biológica:

Método clínico

Se um paciente sentir desconforto nos tecidos quando os níveis da margem da restauração estão a ser avaliados com uma sonda periodontal, é uma boa indicação de que a margem se estende para a inserção e que ocorreu uma violação da largura biológica. Os sinais de violação da largura biológica são: Inflamação gengival progressiva crónica à volta da restauração, hemorragia à sondagem, hiperplasia gengival localizada com perda óssea mínima, recessão gengival, formação de bolsas, perda de inserção clínica e perda de osso alveolar. A hiperplasia gengival é mais frequentemente encontrada na erupção passiva alterada e nas margens das restaurações colocadas subgengivalmente.[39]

Som dos ossos

A largura biológica pode ser identificada através da sondagem sob anestesia local até ao nível do osso (referido como "sondagem até ao osso") e subtraindo a profundidade do sulco da medição resultante. Se essa distância for menor que 2 mm em um ou mais locais, o diagnóstico de violação da largura biológica pode ser confirmado. Esta medição deve ser efectuada em dentes com tecidos gengivais saudáveis e deve ser repetida em mais do que um dente para garantir uma avaliação precisa e reduzir as variações individuais e locais.[37]

Avaliação radiográfica

A interpretação radiográfica pode identificar violações interproximais da largura biológica. No entanto, nos ângulos de linha mesiofacial e distofacial dos dentes, as radiografias não são diagnósticas devido à sobreposição de dentes.[40] Sushama e Gouri descreveram uma nova técnica radiográfica inovadora de perfil paralelo (PPR) para medir as dimensões da unidade dento-gengival (DGU). Os autores inferem que a técnica de PPR pode ser usada para medir o comprimento e a espessura da DGU com precisão, uma vez que é um método simples, conciso, não invasivo e reprodutível.[41]

Categorias de largura biológica e directrizes de colocação de margens para evitar a violação da largura biológica.

Kois propôs três categorias de largura biológica com base na dimensão total da inserção e na profundidade do sulco após medições de sondagem óssea, nomeadamente: Crista Normal, Crista Alta e Crista Baixa.[42, 43]

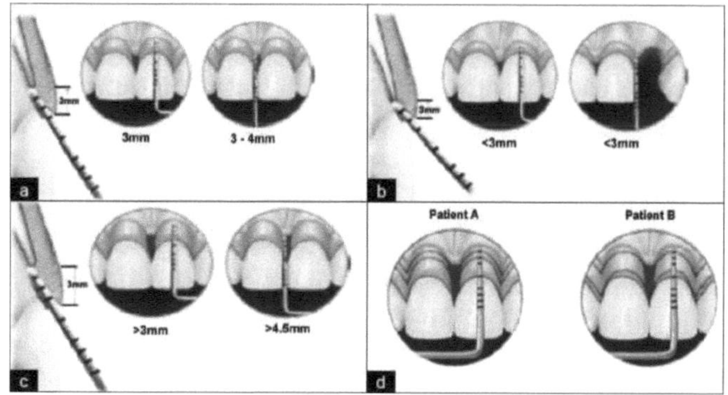

Fig 24- (a) Crista normal mostrando largura biológica na zona labial e interproximal, (b) Crista alta mostrando largura biológica na zona labial e interproximal. (c) Crista baixa mostrando largura biológica na zona labial e interproximal, (d) Paciente A Crista baixa instável

Paciente com Crista Normal

No doente com Crista Normal, a medida médio-facial é de 3,0 mm e a medida proximal varia entre 3,0 mm e 4,5 mm. A Crista Normal ocorre aproximadamente 85% das vezes. Nestes casos, o tecido gengival tende a ser estável a longo prazo. A margem de uma coroa não deve ser colocada a menos de 2,5 mm do osso alveolar. Por conseguinte, uma margem de coroa colocada 0,5 mm subgengivalmente tende a ser bem tolerada pela gengiva e é estável a longo prazo no paciente com Crista Normal.

Paciente High Crest

A crista alta é um achado invulgar na natureza e ocorre aproximadamente 2% das vezes. Há uma área onde a crista alta é vista com mais frequência: Numa superfície proximal adjacente a um local edêntulo. No paciente com crista alta, a medida médio-facial é inferior a 3,0 mm e a medida proximal também é inferior a 3,0 mm. Nesta situação, normalmente não é possível colocar uma margem intra-crevicular porque a margem estará demasiado próxima do osso alveolar, resultando num impacto de largura biológica e inflamação crónica.

Paciente com crista baixa

No grupo de doentes com Crista Baixa, a medida médio-facial é superior a 3,0 mm e a medida proximal é superior a 4,5 mm. A crista baixa ocorre aproximadamente 13% das vezes. Tradicionalmente, o paciente com Crista Baixa tem sido descrito como mais suscetível à recessão secundária à colocação de uma margem de coroa intracrevicular. Quando o cordão de retração é colocado após a preparação da coroa, a crista de fixação é de 5,0 mm, enquanto o paciente B tem osso e a medição é novamente de 5,0 mm. Por definição, ambos os pacientes são Low Crest. No entanto, não são iguais. O doente A tem um sulco de 3,0 mm e uma inserção de 2,0 mm (ou seja, epitélio e tecido conjuntivo). Em contraste, o doente B tem um sulco de 1,0 mm e uma inserção de 4,0 mm (ou seja, epitélio e tecido conjuntivo). O paciente A tem 3,0 mm de tecido sem suporte desde a base do sulco até à crista gengival. Esta quantidade de tecido gengival sem suporte não tende a ser estável, e este paciente é suscetível à recessão gengival. Contudo, o Paciente B tem um aparelho de fixação mais substancial (4,0 mm) e um sulco significativamente mais raso (1,0 mm). Este paciente é muito menos suscetível à recessão gengival. O paciente A é classificado como uma Crista Baixa Instável porque o paciente é mais suscetível à recessão gengival. O paciente B é classificado como Stable Low Crest (Crista Baixa Estável) porque reage mais como um paciente de Crista Normal e não é tão suscetível à recessão gengival.

Importância da determinação da categoria Crest

Ao preparar dentes anteriores para restaurações indirectas, é essencial que o dentista conheça a categoria Crest. Isto permite ao operador determinar a posição ideal para a colocação da margem, bem como informar o paciente sobre os prováveis efeitos a longo prazo da margem da coroa na saúde gengival e na estética. Com base na profundidade do sulco, as três regras seguintes podem ser utilizadas para colocar as margens intra-creviculares: 1) Se o sulco sonda 1,5 mm ou menos, a margem restauradora pode ser colocada 0,5 mm abaixo da crista do tecido gengival. 2) Se o sulco for superior a 1,5 mm, a margem de restauração pode ser colocada a metade da profundidade do sulco. 3) Se o sulco for superior a 2 mm, pode ser efectuada uma gengivectomia para alongar o dente e criar um sulco de 1,5 mm. Então o paciente pode ser tratado de acordo com a regra 1.[40, 44]

Correção da largura biológica:

As violações da largura biológica podem ser corrigidas através da remoção cirúrgica do osso da proximidade da margem da restauração ou da extrusão ortodôntica do dente, afastando assim a margem do osso. A cirurgia é a mais rápida das duas opções de tratamento. Também é preferível se o alongamento da coroa resultante criar um comprimento de dente mais agradável. Nessas situações, o osso deve ser afastado da margem pela distância medida da largura biológica ideal para esse paciente, com um adicional de 0,5 mm de osso removido como zona de segurança.

A recessão gengival é um risco potencial após a remoção do osso. Se o osso interproximal for removido, existe uma grande probabilidade de recessão papilar e de criação de um triângulo inestético de espaço abaixo dos contactos interproximais. Se a violação da largura biológica for nos contactos interproximais, ou se a violação for em toda a superfície facial e o nível do tecido gengival estiver correto, então está indicada a extrusão ortodôntica. A extrusão pode ser realizada de duas formas. Aplicando baixa força de extrusão ortodôntica, o dente é erupcionado lentamente, trazendo consigo o osso alveolar e o tecido gengival. O dente é extruído até que o nível ósseo seja levado coronalmente ao nível ideal, na quantidade que precisa ser removida cirurgicamente para corrigir a violação de inserção. O dente é estabilizado nesta nova posição e depois é tratado com cirurgia para corrigir os níveis de tecido ósseo e gengival. Outra opção é a extrusão ortodôntica rápida, em que o dente é erupcionado na quantidade desejada ao longo de várias semanas. Durante esse período, é realizada semanalmente uma fibrotomia supracrestal, para evitar que o tecido e o osso sigam o dente. O dente é então estabilizado durante, pelo menos, 12 semanas para confirmar a posição do tecido e do osso, e qualquer deslizamento coronal pode ser corrigido cirurgicamente.[45]

Orientações para a colocação de margens:

Ao determinar onde colocar as margens de restauração em relação à inserção periodontal, recomenda-se que a profundidade do sulco existente no paciente seja utilizada como orientação para avaliar a necessidade de largura biológica para esse paciente. A base do sulco pode ser vista como o topo da inserção e, por conseguinte, as variações na altura da inserção são tidas em conta assegurando que as margens são colocadas no sulco e não na inserção. As variações na profundidade de sondagem do sulco são então utilizadas para prever a profundidade a que a margem pode ser colocada com segurança abaixo da crista gengival. Com profundidades de sondagem pouco profundas (1 a 1,5 mm), estender o preparo mais do que 0,5 mm subgengivalmente corre o risco de violar a inserção. Isto pressupõe que a sonda periodontal penetra uma média de 0,5 mm na inserção epitelial em gengiva saudável. Com profundidades de sondagem pouco profundas, é improvável que haja recessão futura porque a margem gengival livre está localizada perto do topo da inserção. Profundidades de sondagem sulcular mais profundas proporcionam mais liberdade na localização das margens da restauração mais abaixo da crista gengival.

A extensão de qualquer margem de restauração para o sulco gengival deve ser considerada um compromisso, mas as exigências estéticas ou de retenção tornam-na frequentemente necessária. Por isso, as margens subgengivais devem ser consideradas um compromisso, e as margens supragengivais são preferidas. O ajuste marginal deve ser ótimo porque as restaurações rugosas ou as margens abertas levam a uma acumulação de agentes patogénicos bacterianos que estão associados a doenças periodontais inflamatórias. As margens intra-creviculares são definidas como aquelas confinadas dentro da fenda gengival.

No entanto, na maioria das circunstâncias, quanto mais profundo for o sulco gengival, maior é o risco de recessão gengival. O primeiro passo para utilizar a profundidade do sulco como guia na colocação de margens é gerir a saúde gengival.

Diferentes estudos demonstraram de forma conclusiva que os tecidos periodontais apresentam mais sinais de inflamação à volta de coroas com margens intracreviculares ou subgengivais do que aquelas com margens supragengivais. Orkin et al demonstraram que as restaurações subgengivais tinham uma maior probabilidade de sangrar e apresentar recessão gengival do que as restaurações supragengivais.

Renggli et al demonstraram que a gengivite e a acumulação de placa bacteriana eram mais pronunciadas nas áreas interdentais com restaurações de amálgama subgengivais bem adaptadas em comparação com a estrutura dentária sã.

Flores-de-Jacoby et al estudaram os efeitos da localização da margem da coroa na saúde periodontal e nos morfotipos bacterianos em humanos 6-8 semanas e 1 ano após a inserção. As margens subgengivais demonstraram um aumento da placa bacteriana, da pontuação do índice gengival e das profundidades de sondagem. Além disso, verificou-se que mais espiroquetas, fusiformes, bastonetes e bactérias filamentosas estavam associadas às margens subgengivais.

Silness avaliou a condição periodontal das superfícies linguais de 385 dentes pilares de próteses parciais fixas. Descobriu que uma posição supragengival da margem da coroa era a mais favorável, enquanto as margens abaixo da margem gengival comprometiam significativamente a saúde gengival.

Quando o tecido está saudável, as três regras seguintes podem ser utilizadas para colocar margens intra-creviculares.

1. Se o sulco tiver 1,5 mm ou menos, coloca a margem da restauração 0,5 mm abaixo da crista do tecido gengival. Isto é especialmente importante no aspeto facial e evita uma violação da largura biológica num paciente que esteja em alto risco nesse aspeto.

2. Se o sulco sondar mais de 1,5 mm, coloca a margem a metade da profundidade do sulco abaixo da crista do tecido. Isto coloca a margem suficientemente abaixo do tecido para que ainda esteja coberta se o paciente estiver em maior risco de recessão.

3. Se for encontrado um sulco maior que 2 mm, especialmente no aspeto facial do dente, então avalia se uma gengivectomia pode ser realizada para alongar os dentes e criar um sulco de 1,5 mm. Então o paciente pode ser tratado usando a Regra 1.

A lógica para a Regra 3 é que a colocação de margens profundas é mais difícil e a estabilidade da margem gengival livre é menos previsível quando existe um sulco profundo. A redução da profundidade do sulco criou uma situação mais previsível para a colocação de uma margem intracrevicular. No entanto, não é garantido que o tecido permaneça no nível corrigido, porque pode ocorrer alguma recuperação gengival após a gengivectomia. No entanto, assegura que as margens de restauração não ficam expostas e visíveis na boca do paciente.[4]

Largura e implantes biológicos

Está bem documentado na literatura que o osso que suporta
implantes de duas peças sofre perda de crista óssea após a conexão do
pilar e a entrega da prótese em substituições de dentes unitários,[46, 47]
parcialmente dentados 8[4, 49] e pacientes completamente edêntulos[50, 51].
Albrektsson et al, em 1986, estabeleceram critérios de sucesso para o
tratamento com implantes que incluíam uma perda de 1,5 mm de osso
da crista no primeiro ano de funcionamento do implante.[52] Embora as
razões para a perda precoce de osso da crista tenham sido amplamente
discutidas na última década, a estabilidade do osso da crista continua a
ser uma questão controversa. Sobrecarga,[53] microgap,[54] colo do
implante polido,[55,56] e infeção[57] são alguns dos factores implicados na
perda óssea peri-implantar precoce. Durante muito tempo, a sobrecarga
foi considerada a principal razão para as alterações do nível ósseo da
crista, mas estudos recentes questionaram o papel da carga na etiologia
da perda óssea precoce da crista.[58, 59, 60] Foi demonstrado que o
microgap (a interface implante-pilar) é um fator, se colocado ao nível
do osso ou subcrestalmente, 4[5, 61] mas estas alterações podem ser

neutralizadas posicionando o implante cerca de 2 mm supracrestalmente.[62] Um colo de implante polido pode provocar perda óssea crestal associada ao fator "sem carga", mas, à semelhança do microgap, a perda óssea pode ser evitada deixando o colo do implante liso acima do nível ósseo.[56] Um outro fator que deve ser considerado pode ser a largura biológica, ou seja, a distância entre a margem da mucosa peri-implantar e a crista óssea subjacente,[63] que não foi tão extensivamente estudada como as outras razões para a perda óssea da crista. O termo largura biológica foi baseado no trabalho de Gargulio et al. em 1961, que descreveu as dimensões e a relação da junção dentogengival em cadáveres humanos.[64]

Foi levantada a hipótese de que existe uma relação semelhante entre o osso e o tecido mole sobrejacente à volta dos implantes e que as alterações nesta relação podem ser uma das razões para a perda óssea precoce da crista.[65]

Em estudos com animais, verificou-se que a largura biológica em torno de implantes de titânio é bem investigada em estudos com animais. As experiências em cães centraram-se no exame da extensão vertical e da composição dos tecidos que formam a largura biológica. A literatura incluída consistiu em estudos com dentes como controlo,[66] estudo descritivo não controlado,[67] estudos comparativos entre implantes submersos e não submersos,[68,69,70,71,72] comparação entre implantes de uma e duas peças.[72]

Outra série de estudos testou a influência do tempo de carga nos parâmetros do selamento peri-implantar. 4[73, 7, 75] Um estudo analisou a influência da localização do microgap na crista óssea na extensão do BW à volta dos implantes.[76] Dez estudos demonstraram que a largura biológica à volta dos implantes consiste no epitélio sulcular e juncional e numa zona de tecido conjuntivo subjacente.[66, 67, 68, 69, 70, 71, 72, 73, 74, 75, 76.]

A estrutura morfológica da parte epitelial foi investigada por Kawahara et al[77] no estudo com macacos e implantes de lâminas de titânio e por Abrahamsson et al no estudo com 5 cães e 30 implantes de titânio do tipo parafuso. Mostraram que a parte apical do epitélio é muito fina e liga-se à superfície do implante com estruturas semelhantes a hemidesmossomas. Outros estudos debruçaram-se sobre a zona do tecido conjuntivo. O tecido conjuntivo parecia ser semelhante ao tecido cicatricial e tinha contacto direto com a superfície do implante, mas sem qualquer ligação.[78, 79] O contacto direto do tecido conjuntivo com a superfície do implante era caracterizado pela ausência de vasos sanguíneos e pela abundância de fibroblastos interpostos entre as fibras de colagénio. Mais lateralmente a esta área, existia uma zona com menos fibroblastos, mais e maiores fibras de colagénio e numerosos vasos sanguíneos. A rede circular de fibras de colagénio em secções horizontais à volta do colo do implante foi encontrada no estudo de Ruggeri et al com macacos e 32 implantes.[80]

Estudos histológicos em humanos: A pesquisa identificou 4 estudos histológicos em humanos, que descrevem a estrutura da largura biológica em redor dos implantes. O mais informativo é uma publicação recente de Glauser et al. Cinco pacientes receberam um total de 12 mini-implantes experimentais de uma peça - igual número de uma superfície oxidada e gravada com ácido ou maquinada. A altura total dos tecidos peri-implantares foi calculada como sendo de 4 a 4,5 mm. O sulco peri-implantar variou de 0,2 - 0,5 mm, o epitélio juncional foi limitado a 1,4 - 2,9 mm e o tecido conjuntivo teve uma extensão apical de 0,7 - 2,6 mm.[81]

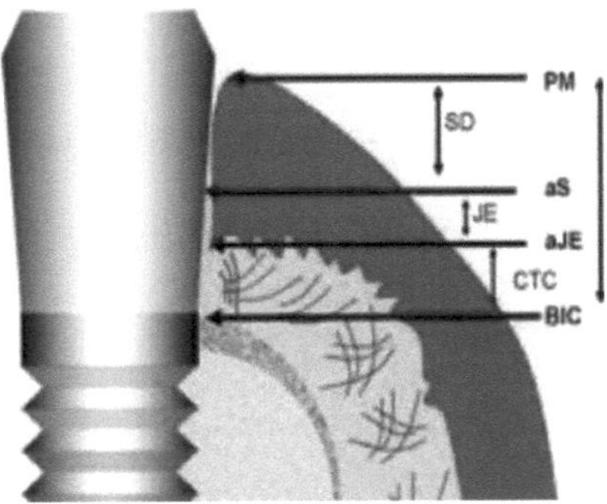

Fig 25- Largura biológica em implantes

Arvidson et al. avaliaram o selamento peri-implantar de implantes de titânio Branemark em 10 pacientes, efectuando biópsias de tecido mole. Foi observada a fixação do epitélio juncional à superfície do implante através de estruturas semelhantes a hemidesmossomas.[82] Schierano et al investigaram a direção das fibras de colagénio dos pilares recuperados com a mucosa peri-implantar adjacente em 7 pacientes. Referiram que as fibras se alinham circularmente e horizontalmente à volta do pilar.[83] Liljenberg et al mediram a espessura de biópsias de tecidos moles peri-implantares de 9 pacientes parcialmente edêntulos. A espessura média da mucosa foi calculada em 1,87 mm.[8] 4 Parece haver provas claras de que os tecidos moles, histologicamente, são capazes de criar um selamento à volta do colo do implante.

Estudos clínicos

A extensão vertical dos tecidos moles peri-implantares foi examinada por Kan et al. num estudo de implantes anteriores únicos em 45 humanos. Em cada paciente, os tecidos moles dos implantes foram sondados até ao osso nos aspectos mesial, médio-facial e distal. A dimensão média da largura biológica foi registada como sendo de 6,17 mm na zona mesial, 3,63 mm na zona médio-facial e 5,93 mm nas zonas distais dos implantes.[85]

Função da largura biológica à volta dos implantes

Foi sugerido que os tecidos moles à volta dos implantes formam estruturas biológicas semelhantes à largura biológica à volta dos dentes e podem servir de mecanismo de proteção para o osso subjacente.

Estudos com animais

A migração de leucócitos através do epitélio juncional em direção à placa bacteriana foi relatada numa experiência animal com macacos. A acumulação destas células na presença de infeção pode demonstrar o possível mecanismo de defesa da largura biológica. Numa experiência com cães, os tecidos moles à volta dos implantes após a acumulação ininterrupta de placa bacteriana foram caracterizados por um aumento da taxa de migração de leucócitos através do epitélio juncional, em comparação com implantes de controlo não infectados (1,9% vs 0,9%).[86] A evidência das capacidades protectoras do selamento peri-implantar pode ser encontrada em estudos com animais, que utilizam o modelo de peri-implantite induzida. Lindhe e colaboradores, numa experiência com 5 cães (15 implantes), induziram a peri-implantite utilizando ligaduras e, no espaço de 4 meses, registaram uma perda de cerca de 3 mm de altura óssea à volta dos implantes.[87] Sete experiências subsequentes com cães 2[88, 89, 90, 91, 9, 93, 94] e quatro com macacos[95, 96, 97, 98] confirmaram que a combinação de acumulação de placa e lesão biológica da largura pode resultar em perda óssea da crista à volta dos implantes. Em contraste, uma série de estudos em que os implantes foram expostos à formação de placa sem perturbações e sem colocação de ligaduras durante diferentes períodos de tempo, desde 3 semanas a 1,5 anos[99,100,101,102] relataram nenhuma perda óssea ou apenas uma perda óssea mínima na presença de inflamação dos tecidos moles. Parece que a ligadura pode perturbar a ligação epitelial, causando a perda óssea.

Estudos histológicos humanos:

A função do epitélio juncional foi investigada por Sanz et al. O estudo histológico comparativo de locais de implantes saudáveis e infectados em 12 pacientes revelou que as biópsias do grupo infetado com implantes apresentavam uma transmigração significativamente maior de células inflamatórias no epitélio sulcular.[103] Zitzmann et al. investigaram a reação da mucosa peri-implantar à acumulação de placa durante três semanas em 12 pacientes parcialmente edêntulos. Em cada paciente foram seleccionados dois locais de implantes e obtidas biópsias de tecido mole. Verificou-se um aumento significativo na densidade de células PMN Elastase (marcadores de inflamação) no epitélio juncional após 21 dias de acumulação de placa - 5,0% em comparação com 3,5% em tecidos moles de implantes saudáveis.[104] Um estudo caso-controlado mostrou um aumento significativo de linfócitos T no epitélio sulcular em biópsias de peri-implantite, em comparação com tecido peri-implantar saudável.[105]

Chavier e Couble centraram o seu estudo nos tecidos conjuntivos à volta dos implantes. As biópsias foram obtidas a partir de tecidos moles periimplantares queratinizados saudáveis de 32 implantes em 8 pacientes e analisadas quanto à estrutura e função do tecido conjuntivo. Verificou-se que o colagénio tipo I era a fibra dominante. Não foram encontrados artigos de ensaios clínicos sobre o assunto.[106]

A influência da espessura da mucosa na largura biológica à volta dos implantes

Foi levantada a hipótese de que é necessária uma determinada largura da mucosa peri-implantar para permitir uma ligação adequada entre o tecido epitelial e o tecido conjuntivo e, se esta dimensão do tecido mole não for satisfeita, pode ocorrer reabsorção óssea para garantir o estabelecimento de uma ligação com uma largura biológica adequada.[107]

Estudos com animais

Berglundh e Lindhe, numa experiência controlada com 5 cães (30 implantes), testaram a influência da espessura da mucosa na formação da largura biológica à volta dos implantes.

Na segunda fase da cirurgia, nos implantes de teste, a mucosa peri-implantar foi reduzida para cerca de 2 mm, enquanto os implantes de controlo tinham o pilar de cicatrização ligado sem alteração da espessura do tecido. A histologia mostrou que, nos implantes de teste, a reabsorção óssea foi consistentemente observada após a cicatrização dos tecidos moles, enquanto a largura biológica total não foi estatisticamente significativa entre os implantes de teste e de controlo. O processo de formação da largura biológica à volta dos implantes foi descrito por Berglundh et al. num estudo com cães.

Os autores observaram que a morfogénese da mucosa periimplantar envolvia a perda de osso marginal.[108] Não foram encontrados estudos clínicos ou histológicos em humanos sobre a formação de largura biológica ou a influência da espessura da mucosa na reabsorção óssea.

Influência da desconexão/ligação do pilar na estabilidade da largura biológica.

Estudos em animais

Abrahamsson et al[10] 9 num estudo histológico controlado com 5 cães (10 implantes) provaram que a desconexão do pilar de cicatrização cinco vezes pode causar perda de crista óssea. Os implantes de teste mostraram uma redução significativamente maior da altura óssea do que os implantes de controlo - 1,49 mm e 0,78 mm. Clinicamente, foi observada a hemorragia e ulceração dos tecidos moles peri-implantares após a desconexão do pilar. Num estudo posterior em 6 cães e 36 implantes, Abrahammson et al[110] verificaram que a desconexão única do pilar de cicatrização ao pilar protético não causou qualquer perda óssea adicional.

Estudos clínicos

Watson et al[111] , num estudo clínico retrospetivo, avaliaram a condição dos tecidos moles e a perda de crista óssea em redor de implantes que tinham pilares de cicatrização anteriores colocados após a cirurgia de segunda fase. Após um seguimento de 3 anos, verificou-se que

concluíram que não existiam provas que sugerissem que a troca de pilar afectasse negativamente o resultado do tratamento com implantes. A mudança de um pilar de cicatrização para um análogo protético não afectou as taxas de sobrevivência dos implantes nem aumentou a perda óssea marginal.

A semelhança da fisiologia entre os animais e os seres humanos constitui a razão para os estudos em animais, e os resultados obtidos podem ter um elevado grau de relevância para os seres humanos, embora não possam ser diretamente transferidos para situações clínicas. Por outro lado, alguns investigadores têm postulado que os estudos em animais são de baixa relevância clínica e que mesmo um simples relato de caso pode ter mais validade clínica do que uma experiência animal bem controlada e aleatória. No entanto, nem todas as experiências sobre a largura biológica podem ser repetidas em seres humanos, devido a razões éticas, o que obriga os clínicos a confiar nos dados de estudos em animais. É consensual que as experiências em animais são mais significativas do que os estudos in vitro; no entanto, fornecem um nível de evidência inferior em comparação com os ensaios clínicos ou histológicos em humanos.

Em resumo, pode dizer-se que os estudos histológicos em animais fornecem informações suficientes para afirmar que a estrutura da dimensão biológica à volta dos implantes é composta por sulco peri-implantar, epitélio juncional e zona de tecido conjuntivo. Os estudos histológicos em humanos estão de acordo com os resultados das experiências em animais, enumerando as mesmas partes componentes da dimensão biológica. Os resultados de estudos com cães indicam que os parâmetros da largura biológica são muito semelhantes em torno de implantes de uma peça e de duas peças. Os implantes submersos e não submersos, tal como estudados por Weber et al, Ericsson et al, Abrahammson et al e Hermann et al, tinham um comprimento de tecido mole muito semelhante; por conseguinte, pode concluir-se que as técnicas cirúrgicas não influenciam a formação, composição ou extensão da largura biológica. Parece que a carga convencional ou imediata dos implantes não influencia os parâmetros de selamento peri-implantar, como foi observado em estudos comparativos com implantes sem carga. Apenas a posição da interface implante/pilar (microgap) ao nível do osso demonstrou afetar a extensão vertical da largura biológica - quanto mais profundo o implante é colocado, maior é a dimensão biológica formada. No entanto, é de salientar que a maioria das experiências histológicas foram realizadas em cães, embora se considere que os primatas não humanos se assemelham mais à anatomia e histologia oral humana do que qualquer outro animal. A pesquisa bibliográfica identificou apenas dois estudos realizados em macacos, que investigaram a estrutura da largura biológica.

Num estudo histológico humano, o comprimento do selamento periimplantar foi de cerca de 4-4,5 mm. Em contraste, Liljenberg et al relataram a mesma medida como sendo 1,57 mm. No entanto, os autores desta última experiência admitiram que estes resultados podem ter ocorrido devido a uma colheita incorrecta da biopsia. A extensão média da largura biológica à volta dos implantes em estudos com primatas foi registada como sendo de 3,84 mm. Em estudos histológicos com cães, esta distância foi calculada em cerca de 4 mm.

Em comparação com a largura biológica à volta dos dentes, o mesmo parâmetro à volta dos implantes era mais comprido quase pelo fator de 1,5 mm. Gargulio et al. verificaram que a dimensão da largura biológica à volta de dentes de cadáveres era de 2,73 mm e Vacek et al. de 3,25 mm, respetivamente. É evidente que o selamento peri-implantar à volta dos implantes tende a ser mais longo do que à volta dos dentes. No entanto, desconhece-se a importância clínica desta diferença. O estudo clínico de Kan et al registou a maior extensão da largura biológica à volta dos implantes - 6,17 mm na zona medial e 5,93 mm na zona distal dos implantes. Estes resultados foram obtidos através da sondagem até ao nível do osso e podem ter sido influenciados pelo perfil de emergência das coroas sobre implantes. Para além disso, os locais proximais apresentam frequentemente profundidades de sondagem mais profundas devido à posição da crista óssea. No entanto, a medida do meio da face foi registada como sendo de 3,63 mm, o que está muito próximo da largura observada em estudos histológicos em animais e humanos.

As actas do 3 Workshop Europeu de Periodontologia e

Implantologia afirmam que a função do selamento peri-implantar é "manter a homeostasia do ambiente interno em resposta aos desafios do ambiente externo". Estudos histológicos em animais e humanos mostram que há um aumento da migração de células inflamatórias através do epitélio juncional, em resposta à presença de bactérias. Estes resultados apoiam a ideia de que o epitélio juncional de largura biológica à volta dos implantes funciona como um mecanismo de proteção contra a invasão bacteriana. Este facto está de acordo com estudos realizados à volta dos dentes. Os estudos que induziram experimentalmente a periimplantite podem ser outro argumento de que a fixação do epitélio juncional protege o osso. Os danos mecânicos do epitélio juncional através da colocação de ligaduras subgengivais resultaram na perda das capacidades de proteção e numa perda óssea constante à volta dos implantes. Em contraste, vários artigos mostram que o nível estável de osso à volta do implante osseointegrado pode ser mantido mesmo com o início da inflamação induzida pela placa, se os componentes da largura biológica não forem danificados mecanicamente.

Uma das funções da zona do tecido conjuntivo é suportar os tecidos epiteliais e limitar a sua migração apicalmente. A predominância de fibras de colagénio de tipo I (fortes e inelásticas) nos tecidos conjuntivos confirma o seu papel de suporte. No entanto, deve ser salientado que, no estudo de Chavier e Coubles, as biópsias foram retiradas da mucosa queratinizada e podem diferir da mucosa peri-implantar não queratinizada. Pode resumir-se que existem provas suficientes de estudos histológicos em animais e humanos para afirmar que a função da largura biológica à volta dos implantes é proteger o osso subjacente.

No entanto, seria desejável a realização de ensaios clínicos controlados e aleatórios, mas é difícil devido a razões éticas. A hipótese de que a espessura do tecido e a formação da largura biológica podem influenciar a perda óssea da crista é apoiada por estudos em animais. Uma conclusão semelhante foi feita por Oakley et al. no estudo sobre a formação de largura biológica ao redor dos dentes após o alongamento da coroa em primatas. Após 3 meses, foi registada uma perda média de osso da crista de 0,6 mm, à medida que a largura biológica recuperava a sua dimensão. Além disso, Albrektsson et al. observaram que os locais de implantes com tecidos finos eram propensos a formar defeitos angulares à volta dos acessórios após a cicatrização. Clinicamente, podem esperar-se tecidos finos se estiver presente um biótipo gengival fino, e pode esperar-se perda de crista óssea como resultado de a largura biológica estabelecer a sua dimensão mínima. No entanto, não existem estudos clínicos que suportem esta hipótese.

Foi sugerido que a desconexão do pilar de cicatrização como parte do tratamento protético resulta na rutura do selamento epitelial, causando sangramento e ulceração do local. Esta rutura mecânica pode ser considerada como uma ferida aberta ou exposição do tecido conjuntivo, o que pode resultar em respostas inflamatórias e migração epitelial. O restabelecimento da largura biológica em posição mais apical pode ser a explicação para a perda óssea da crista. No entanto, esta hipótese é baseada num estudo em animais. Além disso, outro estudo em animais não confirmou que a desconexão do pilar pode ser prejudicial para a estabilidade dos tecidos periimplantares.[112]

Aplicação da barragem de borracha

Um dique de borracha é extremamente útil para proteger os tecidos gengivais circundantes. Ao colocar o grampo do dique de borracha, certifica-te de que está firmemente assente no tecido duro do dente. O grampo não deve ser forçado subgengivalmente, de modo a violar a largura biológica. Não deve ser mantido por muito tempo, pois a isquemia causará a descamação do tecido e a subsequente recessão. Um grampo móvel deve ser estabilizado com um composto para evitar a migração apical. O acondicionamento forçado do cordão gengival no sulco para preparar as margens subgengivais de um dente ou com o objetivo de obter uma impressão pode ferir mecanicamente o periodonto e deixar para trás detritos impactados capazes de causar uma reação de corpo estranho.[4]

Retração de tecidos*:*

Existe uma relação direta entre o tempo que o cordão de retração está no sulco e o potencial para respostas gengivais adversas, como a recessão. Foi sugerido que o tempo total de retração do fio idealmente não deve exceder 15 a 20 minutos. Outros factores para além do tempo merecem consideração na utilização do fio de retração e na tentativa de minimizar o trauma dos tecidos moles. Um fio de retração demasiado grande ou demasiados fios podem causar trauma excessivo. Um cordão de retração demasiado grande ou demasiados cordões podem causar trauma excessivo. Com tecido gengival anterior saudável e bem adaptado, um fio de pequeno diâmetro produz normalmente uma retração adequada sem trauma excessivo. A colocação de um cordão de retração no sulco gengival rompe frequentemente a ligação epitelial, mas a cicatrização ocorre em poucos dias sem efeitos nocivos prolongados se o procedimento for cuidadosamente executado. A utilização de pressão excessiva do instrumento ao colocar o fio no sulco pode produzir danos extensos e recessão.

Quando a porção supragengival do preparo estiver concluída, é necessário estender-se abaixo do tecido. A margem do preparo deve agora ser estendida até a profundidade adequada no sulco, aplicando as diretrizes apresentadas anteriormente. Nesse processo, o tecido deve ser protegido contra a abrasão, que causará hemorragia e pode afetar negativamente a estabilidade do nível de tecido ao redor do dente. O acesso à margem também é necessário para a moldagem final, e é desejável um ambiente limpo e controlado por fluidos. A gestão dos tecidos é conseguida com cordões de retração gengival, utilizando o tamanho apropriado para conseguir o deslocamento necessário. Tecidos gengivais finos e frágeis e situações de sulco raso normalmente ditam que sejam escolhidos cordões de menor diâmetro para alcançar o deslocamento de tecido desejado.

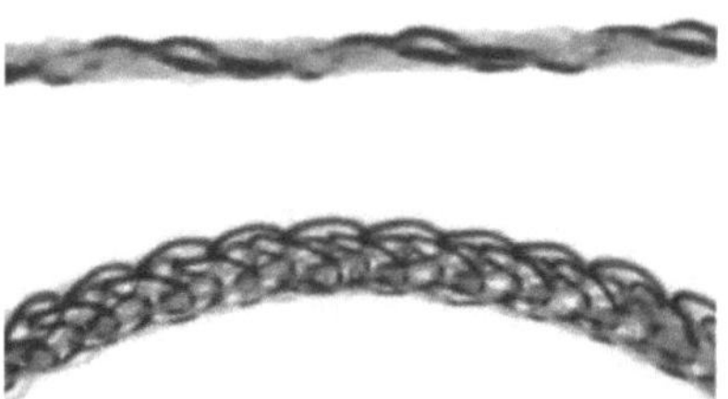

Fig 26 - Tipos de cordão de retração

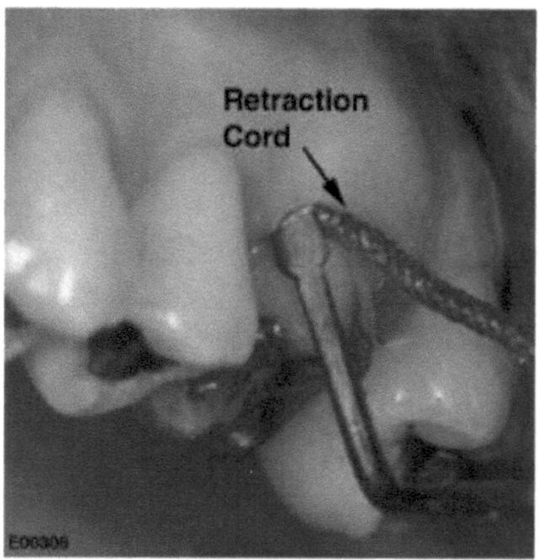

Fig. 27 - Embalagem do cordão de retração no sulco gengival com a

ajuda do instrumento de embalagem do cordão

Para a margem da regra 1, o fio deve ser colocado de modo que

o topo do fio esteja localizado no sulco no nível onde a margem final

será estabelecida, que será 0,5 mm abaixo da margem previamente

preparada. Nas faces interproximais do dente, o cordão fica geralmente

1 a 1,5 mm abaixo da altura do tecido, pois o sulco interproximal tem

muitas vezes 2,5 a 3 mm de profundidade. Com este cordão inicial no lugar, a preparação é estendida até ao topo do cordão, com a broca inclinada para o dente de modo a não desgastar o tecido. Estes processos protegem o tecido, criam a redução axial correcta e estabelecem a margem no nível subgengival desejado. Para criar espaço e permitir o acesso para uma impressão final, é agora necessário colocar um segundo fio de retração. O segundo cordão é empurrado de modo a deslocar o primeiro cordão apicalmente e a ficar entre a margem e o tecido. Para a impressão final, remove apenas o cordão superior, deixando a margem visível e acessível para ser registada com o material de impressão. O cordão inicial permanece no lugar no sulco até que a restauração provisória esteja completa.

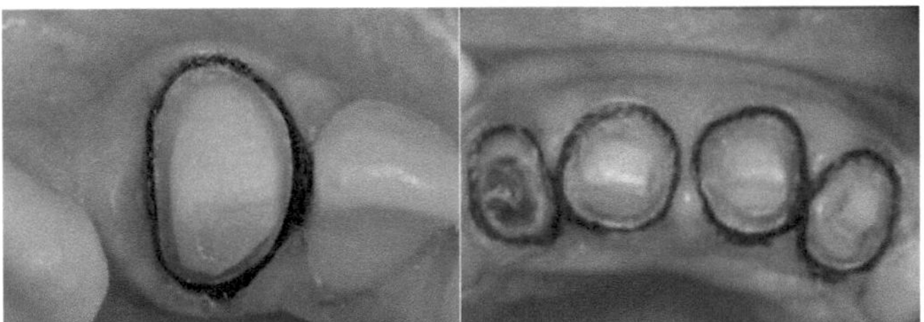

Fig 28 - Retração gengival realizada em vários dentes.

Vários produtos químicos utilizados para o tratamento de cordas incluem:

1. 0,1% e 8% de epinefrina racémica

2. Solução de alumínio a 100% (sulfato de alumínio e potássio)

3. Solução de cloreto de alumínio a 5% e 25%

4. Subsulfato férrico (solução de Monsel)

5. Solução de sulfato férrico a 13,3%

6. Solução de cloreto de zinco a 8% e 40%

7. Solução de ácido tânico a 20% e 100%

8. Solução de negatol a 45%.

Estes fármacos difundem-se na circulação sanguínea através do epitélio crevicular, que não é queratinizado e é semi-permeável, e provocam vasoconstrição, o que resulta numa contração gengival transitória, causam isquemia transitória e ajudam a controlar a infiltração de sangue ou de fluido gengival.[113]

Avanços recentes

Merocel: As tiras de retração Merocel são feitas de um material sintético extraído quimicamente de um polímero biocompatível (acetato de polivinilo hidroxilado) que cria uma tira semelhante a uma rede (2 mm de espessura). Este material é quimicamente puro, fácil de moldar, eficaz na absorção de fluidos intra-orais, macio e adaptável e isento de fragmentos.[114]

Expasyl: É uma pasta para retração gengival que não só abre o sulco como também deixa o campo seco, pronto para a moldagem ou cimentação. É composto principalmente de caulim micronizado, cloreto de alumínio e água. O material é simples, rápido, seguro, indolor, hemostático, económico e fiável.

Meios electrocirúrgicos

A utilização de eletrocirurgia tem sido recomendada para aumentar o sulco gengival e controlar a hemorragia para facilitar a moldagem.[115]

Como alternativa aos cordões de retração adicionais, a eletrocirurgia pode ser utilizada para remover qualquer tecido sobreposto no processo de retração. Um elétrodo de ponta de fio fino é mantido paralelo ao dente e contra a margem no sulco e movido através do tecido saliente, abrindo a margem e o cordão de retração para acesso visual. A ponta de eletrocirurgia assenta no topo do cordão de retração no sulco. Isto controla a posição vertical da ponta e resulta na remoção do mínimo de tecido necessário para o acesso.[116,117]

Para situações da regra 2 em que o sulco é mais profundo, são utilizados dois cordões de maior diâmetro para desviar o tecido antes de estender a margem apicalmente. O topo do segundo cordão é colocado para identificar a localização da margem final à distância correcta abaixo da margem previamente preparada, que estava ao nível da crista do tecido gengival. A margem é baixada até ao topo do segundo fio e, em seguida, é colocado um terceiro fio para preparar a impressão. No doente com sulco profundo, em que a margem pode estar 1,5 a 2 mm abaixo da crista do tecido, é frequentemente necessária uma eletrocirurgia para remover o tecido saliente. Para evitar alterar a altura do tecido gengival, é importante manter a ponta da eletrocirurgia paralela à preparação.

Com tecido gengival anterior saudável e bem adaptado, um cordão de pequeno diâmetro produz normalmente uma retração adequada sem trauma excessivo. A colocação de um cordão de retração no sulco gengival corta frequentemente a ligação epitelial, mas a cicatrização ocorre em poucos dias sem efeitos nocivos prolongados se o procedimento for cuidadosamente executado. A utilização de pressão excessiva do instrumento ao colocar o fio no sulco pode produzir danos extensos e recessão.

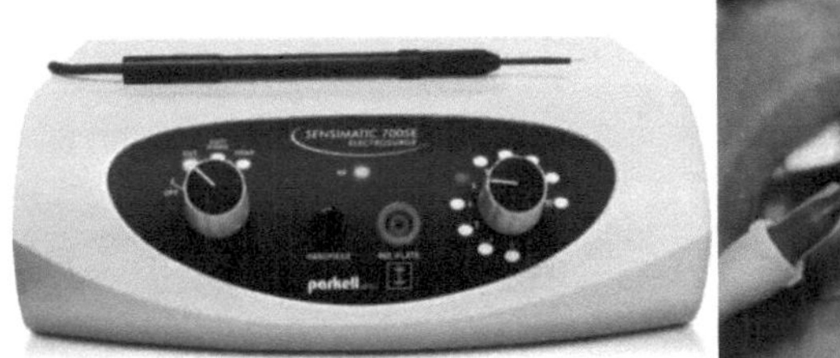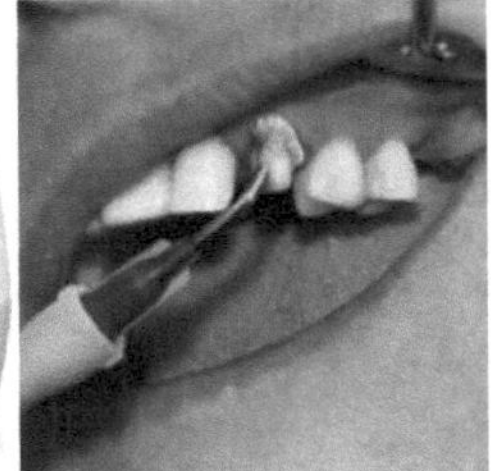

Fig 29- Unidade electrocirúrgica

Meios cirúrgicos

A remoção cirúrgica de tecidos gengivais hiperplásicos para posicionamento apical pode ser feita para criar uma gengiva livre saudável, manipulada com segurança e facilmente retraída. Inclui:

A cirurgia com uma faca é o método preferido para permitir o acesso à margem do preparo. A gengiva regenera-se e é reposta na sua posição normal, desde que estivesse saudável quando o preparo foi iniciado.

Curetagem rotativa: É uma técnica de desbaste, que envolve a preparação do dente subgengivalmente, ao mesmo tempo que cura o revestimento interno do sulco gengival com um instrumento diamantado rotativo. Esta técnica é normalmente seguida da inserção de um fio de retração.

Criocirurgia

É utilizado em casos de tecidos gengivais interferentes e desnecessários a serem removidos e também para o reposicionamento apical de todo o aparelho periodontal para criar uma gengiva saudável e livre de retração. Utiliza uma faca afiada e fria para remover os tecidos de forma conservadora.[118]

Lasers

Este é um dos métodos recentes utilizados para a retração da gengiva, utilizando feixes de laser como o laser de árgon, o laser de CO, o laser de Nd:YAG, o laser de díodo e o laser de Er:YAG. Este é um método conveniente e indolor de preparação para impressões precisas e é um excelente substituto para o fio de retração. A hemorragia operatória e pós-operatória com a terapia laser é significativamente menor.[119]

Restauração provisória*:*

As restaurações provisórias têm muitas finalidades, uma das quais é preservar a posição, a forma e a cor da gengiva enquanto a restauração definitiva está a ser feita. As restaurações provisórias podem causar alterações na forma do dente, na continuidade da superfície e na relação do dente restaurado com os dentes adjacentes e opostos, bem como com os tecidos periodontais. Como a integridade do periodonto é de interesse mútuo, tanto para o periodontista como para o dentista restaurador, é importante que os potenciais danos causados pelos procedimentos e materiais restauradores sejam evitados. Idealmente, a restauração provisória deve ser considerada um progenitor acrílico da restauração definitiva em todos os aspectos, exceto no que diz respeito ao material a partir do qual é fabricada, à sua longevidade e às nuances de cor e translucidez. Não deve ser substituída pela restauração definitiva até que todos os objectivos do tratamento tenham sido alcançados. Numa abordagem multidisciplinar integrada aos cuidados dentários, é lógico que o tratamento periodontal preceda os procedimentos de restauração final. O estabelecimento e a manutenção da saúde periodontal são claramente baseados numa unidade dentogengival intacta e em dimensões sulculares superficiais que permitem a acessibilidade para a remoção da placa bacteriana. As restaurações provisórias, quer sejam únicas ou múltiplas, devem estar em conformidade e complementar o ambiente gengival saudável para que a saúde periodontal seja mantida. A comunicação direta e frequente entre o periodontista e o dentista restaurador é um pré-requisito para resultados previsíveis e satisfatórios.

Para atingir este objetivo, os tecidos moles devem repousar na sua localização normal contra uma restauração provisória que tenha um contorno adequado, esteja bem adaptada à linha de acabamento e tenha uma superfície lisa. As próteses parciais fixas provisórias têm de apresentar todos estes atributos, para além de formas de pôntico e de embrasura cervical que permitam o acesso aos tecidos moles por auxiliares de higiene oral.

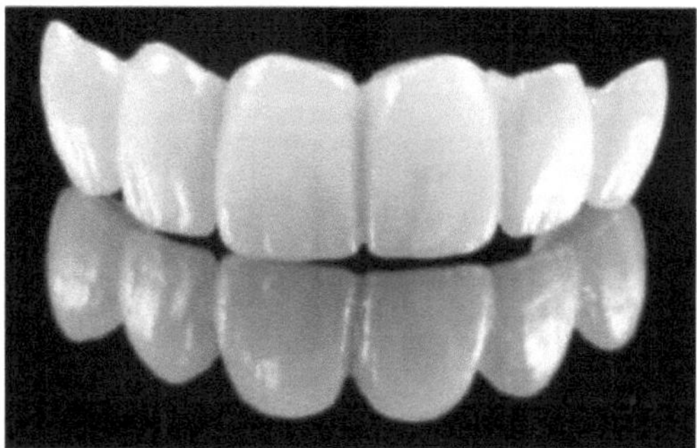
Fig. 30 - Restauração provisória

Três áreas críticas devem ser geridas eficazmente para produzir uma resposta biológica favorável às restaurações provisórias. A adaptação marginal, o contorno e o acabamento da superfície das restaurações provisórias devem ser apropriados para manter a saúde e a posição dos tecidos gengivais durante o intervalo de tempo até à entrega das restaurações definitivas. As restaurações provisórias mal adaptadas nas margens, com contorno excessivo ou insuficiente, e com superfícies rugosas ou porosas podem causar inflamação, crescimento excessivo ou recessão dos tecidos gengivais. O resultado pode ser imprevisível e levar a alterações desfavoráveis na arquitetura do tecido que podem comprometer o sucesso da restauração final.

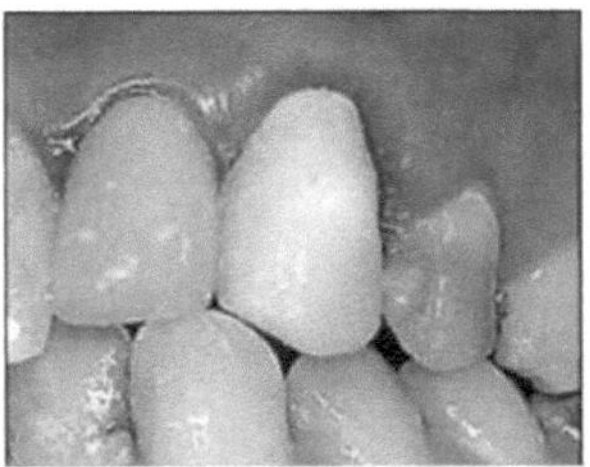
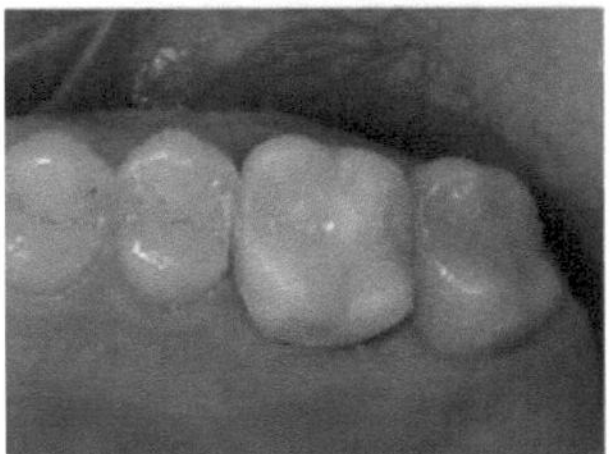

Fig. 31 a e b - Restaurações provisórias intra-orais

A recessão gengival tem sido associada a coroas provisórias com contornos incorrectos e as superfícies rugosas têm demonstrado promover a acumulação de placa bacteriana. Após a cimentação da restauração provisória, é importante remover todos os vestígios de cimento provisório do sulco gengival para evitar uma cicatrização gengival desfavorável. O paciente deve receber instruções sobre como limpar corretamente as restaurações provisórias; é necessária uma atenção meticulosa ao regime prescrito.[4]

Restauração provisória em implantes

A taxa de sucesso das próteses implanto-suportadas para o edentulismo total e parcial é superior a 90 por cento. Os pacientes que se deparam com a perda de dentes podem sentir apreensão em relação à perda da sua imagem social ou função diária. Por isso, os pacientes esperam que os seus implantes sejam carregados com algum tipo de prótese semelhante à sua dentição natural muito mais cedo. Uma prótese provisória é uma prótese provisória utilizada com o objetivo de condicionar o paciente à aceitação do substituto artificial dos dentes naturais em falta. Também durante a implantologia existem muitas formas de colocar próteses provisórias/interinas. Tradicionalmente, nos protocolos de carga convencionais, os implantes são deixados sem carga durante 3 a 6 meses para permitir a osteointegração.[2,10] Em alguns casos, os pacientes podem ter uma restauração provisória construída após a fase de planeamento do tratamento e entregue logo no dia da colocação do implante. No entanto, na colocação de implantes orientada para a restauração,[121] o aumento de tecidos duros e moles é efectuado por rotina, prolongando efetivamente o tempo de tratamento. Uma prótese provisória tradicional pode consistir numa prótese provisória removível existente ou recentemente construída, que pode ser utilizada até à entrega da prótese definitiva. No entanto, as próteses provisórias amovíveis podem exercer uma pressão indesejável sobre estes locais de enxerto, dificultando o processo de cicatrização.[122] Por conseguinte, as restaurações provisórias que são fixas aos dentes adjacentes ou que eliminam completamente a possibilidade de contacto com os tecidos moles podem ser mais benéficas para a integração do implante e para a manutenção dos tecidos moles. As restaurações provisórias fixas ou suportadas pelo dente podem também satisfazer as exigências estéticas, funcionais e psicológicas dos pacientes.[123] As restaurações provisórias podem ser utilizadas como uma restauração de diagnóstico para avaliar a posição e os contornos da restauração definitiva planeada antes da colocação cirúrgica do implante e durante a fase de cicatrização. Uma restauração provisória colocada imediatamente com pônticos ovais que se estendem para dentro dos alvéolos de extração também pode ser utilizada para preservar a morfologia dos tecidos moles pré-extração.[124] Podem orientar a cicatrização do tecido peri-implantar e permitir ao médico determinar quaisquer ajustes fonéticos ou estéticos necessários. Os clínicos podem utilizar informações, como a cor, a coroa e os contornos dos tecidos moles da restauração provisória, como uma ferramenta de comunicação com o laboratório. As restaurações provisórias de implantes também permitem que o paciente visualize e avalie o resultado final da restauração, ajudando assim na aceitação e/ou orientação das modificações necessárias para a restauração definitiva. Existem duas fases durante as quais o paciente necessita de uma prótese provisória. A primeira é durante o período de integração após a cirurgia de primeiro estágio e a segunda é após a colocação do colar de cicatrização e do pilar. Vários critérios na seleção do tipo de prótese provisória mais adequado incluem o potencial estético, o conforto do paciente, o tempo de tratamento, o custo laboratorial e a folga oclusal.

O desenvolvimento das papilas ideais e dos níveis sulculares em redor de múltiplos implantes adjacentes representa o derradeiro desafio estético para os dentistas restauradores, mesmo quando são seguidos protocolos cirúrgicos e de restauração meticulosos. As restaurações provisórias contornadas colocadas sobre implantes são ferramentas eficazes para os dentistas restauradores direccionarem o volume disponível de tecido mole para os seus níveis ideais antes de procederem a restaurações definitivas. A restauração provisória não estimula o crescimento de tecido mole; é utilizada para redirecionar um determinado volume de gengiva para estabelecer perfis papilares e sulculares ideais. O dentista restaurador deve desenvolver a forma tridimensional da restauração provisória de um implante relativamente estreito e cilíndrico para a forma triangular de um dente anterior, à medida que a restauração emerge do sulco. É pouco provável que a altura total da papila possa ser recuperada entre implantes adjacentes com as técnicas atualmente disponíveis, mas a restauração provisória permite ao dentista restaurador maximizar o volume de tecido remanescente. O perfil dos tecidos moles pode ser o mesmo quando se utilizam próteses provisórias ou definitivas, mas o seu estabelecimento na fase provisória fornece um guia para a formação do tecido peri-implantar antes da realização da restauração definitiva. Como um meio crítico de comunicação entre o dentista e o técnico de laboratório, uma restauração provisória fornece ao técnico níveis de tecido mole pré-estabelecidos, o que elimina as ambiguidades da previsão da forma gengival com uma prótese definitiva.

As restaurações provisórias na terapia com implantes podem assumir a forma de próteses removíveis ou fixas. As próteses provisórias removíveis são geralmente suportadas por dentes e/ou tecidos moles. As restaurações provisórias fixas podem ser suportadas por dentes adjacentes ou retidas por implantes. Podem ser fabricadas na cadeira, utilizando técnicas semelhantes às da prótese convencional; ou no laboratório em moldes de trabalho; ou como uma combinação de técnica indireta-direta, em que uma concha provisória é fabricada antes da consulta do paciente, reduzindo o tempo na cadeira. Pode ser fabricada antes da extração do dente, durante a cicatrização do alvéolo, antes da colocação do implante ou durante o período de osseointegração.[125]

Prótese parcial removível provisória

Uma prótese parcial removível provisória (RPD) é frequentemente utilizada como uma restauração provisória durante a construção de uma prótese suportada por implantes.

RPD convencional

As vantagens da RPD convencional são as seguintes

a. A sua construção é simples,

b. Relativamente barato,

c. Fácil de ajustar e de colocar pelo cirurgião ou pelo clínico de restauração,

d. A capacidade de modificar uma prótese provisória de resina acrílica para acomodar quaisquer alterações na anatomia do rebordo para pacientes que possam necessitar de vários procedimentos de extração, aumento de tecido mole e duro, e

e. Pode ser preparado antes da cirurgia e entregue no próprio dia.

No entanto, o RPD convencional tem as suas desvantagens, que incluem

a. Estas restaurações provisórias são volumosas,

b. Interfere no discurso,

c. Pode iniciar uma resposta inflamatória dos tecidos moles,

d. Os doentes com fortes reflexos de vómito não podem frequentemente usar próteses amovíveis que cubram parcialmente o palato,

e. É necessário ter cuidado para evitar que a porção gengival da prótese parcial provisória entre em contacto com o tecido mole de cicatrização ou com um pilar de cicatrização exposto. As próteses suportadas por tecidos moles utilizadas durante a cicatrização podem causar uma carga descontrolada no implante, levando à exposição do implante, perda óssea marginal e/ou integração falhada,

f. Para o conseguir, pode ser necessário criar um espaço inestético entre a crista e o colo dos dentes da prótese, e

g. Incapacidade de facilitar o contorno dos tecidos moles, exceto quando são utilizados pônticos ovais com RPDs para o conseguir.

É selecionado um dente de prótese com o molde e a cor adequados e é adaptado à concavidade ovada utilizando resina acrílica que foi preparada no molde. A RPD é inserida imediatamente após a extração do dente e a colocação imediata do implante. A prótese é ajustada de forma a não entrar em contacto com o pilar de cicatrização e a proporcionar apoio imediato e manutenção da arquitetura dos tecidos moles.

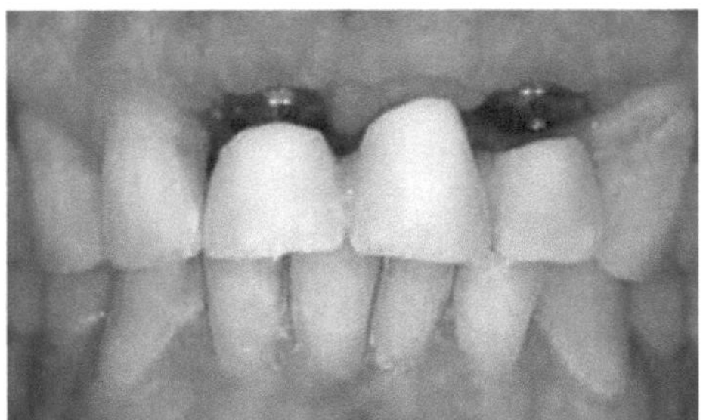

Fig. 32 - RPD convencional como restauração provisória após a
colocação do implante

Electrodomésticos Essex[126]

A prótese provisória de Essex é feita de folhas termoplásticas
transparentes para reter pônticos de dentes em falta. Esta prótese utiliza
um dente acrílico ligado a um material transparente formado a vácuo
num molde de cera de diagnóstico. A prótese proporciona proteção ao
tecido mole subjacente e ao implante durante a fase de cicatrização.

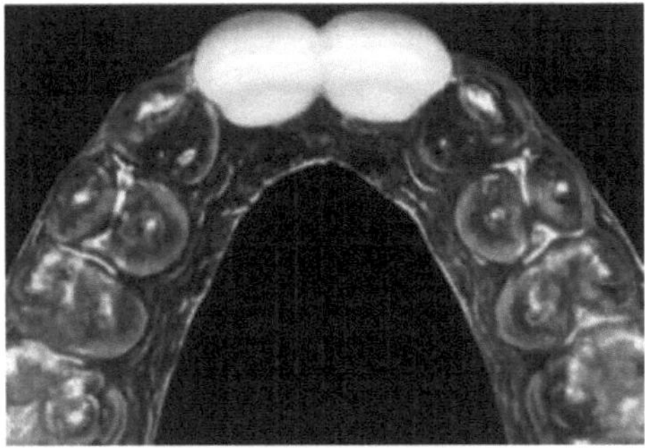

Fig 33 - Aparelho Essex

As vantagens do Essex Appliance podem ser enumeradas da seguinte forma:

a. A técnica é relativamente rápida e pouco dispendiosa,

b. É fácil de fabricar,

c. A pressão sobre os locais cirúrgicos é facilmente evitada porque o provisório Essex é retido no dente,

d. Esta prótese substitui os dentes em falta e evita a carga transmucosa do local de cicatrização após a extração do dente, o desenvolvimento do local ou a cirurgia de implante.

As desvantagens do Essex Appliance são:

a. Os provisórios Essex podem não ser apropriados como restaurações provisórias a longo prazo porque são esteticamente inaceitáveis para o paciente,

b. Eles tomam apoio cobrindo os dentes adjacentes na arcada e dificultam a mastigação,

c. O desgaste oclusal pode limitar a sua durabilidade,

d. Incapacidade de moldar o tecido mole circundante, e

e. Os doentes não conseguem tolerar próteses amovíveis.

Prótese fixa removível

As próteses provisórias fixas incluem dentes naturais extraídos colados, dentes de dentadura e próteses parciais fixas coladas com resina reforçada com metal fundido e restaurações de cobertura completa. Os dentes de dentadura ou os dentes naturais extraídos podem ser colados às superfícies dentárias gravadas adjacentes e são normalmente indicados para utilização a curto prazo. Em alguns casos, os resultados estéticos podem ser inaceitáveis devido ao volume de resina composta nos espaços proximais necessários para reter o pôntico. Uma prótese parcial fixa colada com resina (RBFPD) é retida e suportada pelos dentes adjacentes, permanecendo assim passiva sobre o local da cirurgia. As RBFPDs reforçadas com metal fundido foram originalmente desenvolvidas como uma opção conservadora para a substituição definitiva de dentes, mas são frequentemente utilizadas como próteses provisórias para pacientes com implantes. No entanto, a estética ideal pode ser um problema com esta prótese porque os dentes finos ou translúcidos são frequentemente incapazes de disfarçar a cor cinzenta dos retentores metálicos palatinos. Além disso, os RBFPDs são relativamente caros para uma prótese de curto prazo e podem exigir a preparação dos dentes adjacentes. Além disso, a retenção da prótese é imprevisível, pois ela pode descolar com frequência. Nos casos em que os dentes adjacentes aos locais cirúrgicos requerem restaurações de cobertura completa, as FPDs oferecem uma opção cómoda e previsível sem comprometer o local do implante. Perel também discutiu uma alteração na sequência do tratamento, retendo dentes irremediáveis periodontalmente envolvidos para suportar uma DP provisória durante as fases de cicatrização, que pode então ser convertida em prótese retida por implante, revestindo-a intraoralmente com resina autopolimerizável, sem o uso de uma prótese transitória removível (extração seriada). As restaurações provisórias podem representar um desafio porque muitas vezes têm de ser utilizadas durante um período de tempo alargado. Assim, têm sido descritas diferentes técnicas para reforçar as restaurações provisórias através da adição de estruturas metálicas de reforço. Estas próteses, tal como outras restaurações provisórias suportadas pelo dente, podem funcionar sem pressão sobre os tecidos gengivais. É necessário um esforço mínimo para remover a prótese acrílica quando são necessárias alterações, e estas FPDs também ajudam a contornar os tecidos moles. Infelizmente, podem fraturar ou soltar-se, causando sensibilidade radicular ou resultando em cáries recorrentes.

Colocação pós-implante

Restaurações provisórias com implantes

As restaurações provisórias podem ser utilizadas no momento da colocação do implante ou após um período de cicatrização adequado. O termo "restauração imediata" é utilizado quando a prótese é fixada aos implantes no prazo de 48 horas sem atingir o contacto oclusal total com a dentição oposta, enquanto que "carga imediata" é quando a prótese é fixada aos implantes em oclusão no prazo de 48 horas.[127]

A vantagem é que a provisionalização imediata oferece ao paciente um maior conforto e função durante o período de cicatrização do implante, em comparação com uma prótese convencional. Para além disso, também há menos ajustes da prótese no pós-operatório, sem necessidade de condicionamento dos tecidos ou de revestimento. A decisão de restaurar ou carregar imediatamente implantes dentários é normalmente tomada durante a fase de planeamento do tratamento. O tratamento só pode ser confirmado clinicamente no momento da colocação do implante, com uma avaliação adequada da estabilidade do implante, da qualidade do osso e da saúde geral do local. Numa recente revisão de consenso, considerou-se que quatro implantes numa mandíbula edêntula, rigidamente esplintados com uma restauração fixa numa estrutura (acrílica e/ou metálica) ou prótese híbrida, proporcionam aos pacientes um grau razoável de confiança para um tratamento baseado em evidências. A estabilidade primária destes implantes é crucial na decisão de prótese imediata.[128, 129] Os implantes têm de estar bem distribuídos pela arcada mandibular para proporcionar uma estabilização transversal à arcada. As posições finais dos implantes são baseadas na restauração proposta através da utilização de modelos/guias cirúrgicas.

Um pilar protético adequado para o implante selecionado é aparafusado ao implante e é fabricada uma coroa provisória. Posteriormente, esta coroa provisória é colocada temporariamente. Existem três métodos gerais para o fabrico de coroas provisórias:

a. Forma de coroa pré-fabricada convencional ou concha feita de metal ou policarbonato, que é cortada e moldada individualmente para se adaptar a um pilar protético utilizando resinas e cimentos.

b. Faz um molde antes de o dente original ser extraído. Depois, a impressão é preenchida com um material bis-acryl ou compósito e colocada sobre o pilar protético. O material endurece e depois é aparado, polido e cimentado provisoriamente no pilar protético do implante.

c. Utilizando uma bola de massa de polimetilmetacrilato que é aplicada sobre o pilar protético do implante, o paciente morde e o material começa a endurecer. Antes de endurecer completamente, o material em forma de massa é removido do dente, aparado e colocado novamente no pilar protético do implante.

As desvantagens da restauração provisória implanto-suportada incluem o seguinte:

a. Incluindo uma preparação complexa, individualizada e morosa,

b. Falta de ajuste personalizado ao pilar de implante específico utilizado,

c. Linha da gengiva ou cicatrização gengival deficiente, e

d. Sensível à técnica.

Na carga imediata da mandíbula edêntula, a prótese existente do paciente pode ser convertida numa prótese híbrida fixa provisória aparafusada. A técnica envolve a colocação de cilindros provisórios nos implantes e a modificação da prótese mandibular existente do paciente. Estes cilindros são cimentados ao resto da prótese utilizando resina auto-polimerizável. A prótese é então convertida numa prótese fixa híbrida provisória aparafusada de carga imediata com o mínimo de cantilever e contactos oclusais.

Cimento Retido Provisório

Os clínicos têm a opção de cimentar ou aparafusar as suas restaurações de implantes finais.[130,131] Existem vantagens, desvantagens e limitações para cada opção e é importante compreender a sua influência na prótese final. A decisão de cimentar ou aparafusar uma restauração de implante provisória ou definitiva depende das situações clínicas e da preferência dos médicos relativamente ao método de fixação. A maioria das empresas de implantes tem pilares pré-fabricados para restaurações cimentadas. Também têm uma ligeira conicidade e um componente de indexação que proporciona uma forma de resistência para as restaurações sobrepostas. Os pilares são torcidos nos implantes, deixados *in situ* e pode ser utilizado um componente complementar de coifa de recolha para a impressão e transferência da posição do pilar para o molde mestre. Uma tampa de proteção em plástico, normalmente de forma cilíndrica, pode ser cimentada no pilar pré-fabricado até à entrega da prótese definitiva.

Para facilitar o tratamento, a forma da coroa pode ser encerada, ou selecionada, dimensionada e aparada antecipadamente para se ajustar ao local edêntulo no molde de estudo. Deve ter cuidado durante o procedimento de cimentação quando a margem da coroa é colocada profundamente subgengivalmente, especialmente na região estética anterior da boca. O acesso ao ombro do implante colocado profundamente pode ser difícil, e o excesso de cimento residual é difícil de limpar e pode causar inflamação peri-implantar.[132] Em alternativa, um pilar mesio temporário permitiria uma ligação maquinada no ombro do implante e uma margem de cimento personalizada que pode ser modificada para permitir uma margem de restauração ligeiramente subgengival para facilitar a remoção do cimento. Este pilar pode ser modificado intra ou extraoralmente, preparado com uma broca de diamante com um nível de cimento acessível colocado imediatamente abaixo da margem gengival, e pode ser feita a correção de quaisquer problemas de angulação para reter a coroa provisória. Uma coroa provisória cimentável é então construída usando a técnica convencional de coroa e ponte.

Próteses provisórias aparafusadas

As restaurações provisórias aparafusadas eliminariam a possibilidade de ter qualquer cimento temporário presente no tecido peri-implantar. Isto pode ser conseguido utilizando cilindros provisórios colocados diretamente ao nível do implante. A coroa provisória pode então ser construída no laboratório sobre o molde mestre ou do lado da cadeira, utilizando resina auto ou fotopolimerizável ou resina composta, de acordo com o enceramento de diagnóstico. O cilindro provisório tem frequentemente de ser ajustado para se adaptar à oclusão. A vantagem mais importante das restaurações provisórias no início do procedimento de restauração é a modelação dos tecidos peri-implantares. Este processo estabelecerá uma forma natural e estética dos tecidos moles que ajudará o laboratório a fabricar um modelo de tecidos moles anatomicamente adequado. Um tecido peri-implantar bem moldado, incluindo as papilas interdentárias, facilitará o assentamento da prótese definitiva. A restauração provisória pode ser comparada à raiz de um dente natural. A prótese definitiva deve ser capaz de imitar a forma da coroa do dente natural quando emerge dos tecidos gengivais com margens estreitas para encaixar na cabeça do implante. Esta zona de transição entre o ombro do implante e a crista gengival, muitas vezes até aos pontos de contacto, é moldada pela parte subgengival das restaurações provisórias. A zona de transição pode ter até 5 mm de profundidade, especialmente nos tecidos palatinos e interproximais dos dentes na zona estética. Os tecidos peri-implantares devem poder adaptar-se às dimensões da restauração provisória. Após a moldagem e maturação do tecido peri-implantar, o clínico precisa de transferir esta informação para o molde de trabalho. Isto pode ser conseguido com uma coifa de impressão personalizada ou adaptando a restauração provisória ao molde de trabalho. A coifa de impressão personalizada permite ao médico capturar o tecido mole moldado com o perfil de emergência adequado no molde principal. Em casos estéticos, a cor e a caraterização da superfície das restaurações provisórias podem ser alteradas utilizando modificadores de compósito, as cores e a caraterização da superfície da restauração provisória podem ser utilizadas pelo tratamento

equipa, incluindo o paciente, para avaliar a cor pretendida para a restauração final.

Implantes de transição

A fase de cicatrização em procedimentos de aumento de tecidos duros e moles requer que não seja exercida qualquer pressão sobre os tecidos enxertados e/ou regenerados do rebordo ou sobre os próprios implantes. Para resolver este problema, vários autores apresentaram uma técnica para evitar qualquer carga transmucosa, utilizando implantes de transição (TIs) com carga imediata para suportar restaurações provisórias fixas. Em áreas desdentadas parciais extensas, onde não existem ou são limitados os pilares naturais para suportar uma restauração provisória, podem ser utilizados um ou mais implantes de transição. Estes implantes de transição são carregados imediatamente para suportar a restauração provisória. Estes implantes permitem que o paciente utilize uma restauração fixa provisória com forma e função semelhantes às da prótese definitiva. As próteses provisórias suportadas por TIs têm uma elevada aceitabilidade e são completamente suportadas por implantes. Os implantes transitórios podem ser colocados nos potenciais locais de implante antes dos procedimentos de aumento do rebordo ou adjacentes aos locais dos implantes definitivos. Estes implantes são carregados imediatamente após um reembasamento em cadeira das próteses parciais removíveis provisórias ou coroas de policarbonato utilizando resina autopolimerizável. A investigação, tanto em animais como em humanos, demonstrou que a carga precoce pode levar a uma integração bem sucedida e, ao mesmo tempo, aumentar a quantidade de osso em contacto direto com a superfície do implante.

Também foi registado um aumento das áreas de osso dentro das roscas, bem como à volta dos ápices dos implantes de carga imediata. A utilização de TIs permite uma cicatrização ininterrupta no local do implante e/ou do enxerto, elimina a necessidade de próteses amovíveis e permite também o contorno dos tecidos moles para um melhor resultado final. É necessário ter cuidado no planeamento da posição destes implantes e na sua manutenção após a carga. Não devem interferir com potenciais locais de implantes, nem ser colocados em osso de fraca qualidade. Quando a profundidade do osso disponível é inferior a 14 mm ou a quantidade de osso cortical é insuficiente para proporcionar estabilização, o implante provisório imediato pode ser contraindicado. Assim que os implantes se integrem, a restauração provisória de suporte será convertida numa restauração provisória suportada por implantes e os implantes provisórios são recuados para fora da posição utilizando um braço de catraca e uma ferramenta de inserção utilizada no modo inverso. Embora estes implantes tenham sido utilizados com grande sucesso, uma carga excessiva nos TIs pode resultar na sua fratura. Além disso, a colocação de TIs demasiado perto das fixações definitivas pode impedir a integração completa do implante e dos tecidos duros circundantes.[133]

A provisionalização de implantes é muitas vezes negligenciada, uma vez que o tempo entre a impressão e a entrega da prótese definitiva pode ser curto. As próteses provisórias fixas também ajudam os pacientes que nunca tiveram próteses removíveis, proporcionando uma restauração com conforto e estética superiores. Os clínicos devem estar cientes da variedade de técnicas, materiais e componentes de implantes temporários para provisionalização a curto, médio e longo prazo. A necessidade de provisionalização deve ser considerada durante a fase de planeamento do tratamento e reavaliada continuamente ao longo da terapia com implantes. Os clínicos também precisam de ser capazes de transferir a informação recolhida da restauração provisória para o laboratório. A construção de uma restauração provisória pode ocupar mais tempo no consultório, mas pode poupar tempo e despesas nas consultas subsequentes, produzindo assim melhores restaurações. Podem existir custos adicionais associados ao aumento do tempo de consulta e aos componentes adicionais. No entanto, estes serão compensados pela melhoria do tratamento global dos pacientes e pela sua aceitação do tratamento.

Técnicas de impressão

Uma impressão deve fornecer informações detalhadas sobre os dentes preparados, os dentes circundantes e os tecidos moles associados. A impressão deve registar a forma de todas as superfícies preparadas e algumas das cervicais dos dentes não preparados até à linha de chegada. A moldagem de preparos dentários que se estendem subgengivalmente com um material elástico também tem o potencial de abuso dos tecidos moles. Reacções periodontais graves e dolorosas ocorrerão se o material de moldagem à base de borracha for introduzido nos tecidos gengivais durante os procedimentos de moldagem.

Uma retração gengival adequada é essencial para uma moldagem previsível. Embora as técnicas de retração tenham sido frequentemente debatidas, a utilização do fio de retração provou ser um método eficaz de gestão dos tecidos moles durante a fase de moldagem. A colocação do fio de retração e dos fios de algodão no sulco gengival pode causar lesões no epitélio sulcular. Os danos infligidos ao tecido mole dependem do agente químico com o qual o fio foi impregnado, da força utilizada para embalar o fio e do tempo que o fio é deixado no sulco. A força utilizada para colocar os cordões deve ser mínima para evitar forçar o cordão no tecido conjuntivo subepitelial. Mais importante ainda, antes da sua remoção, o cordão deve ser humedecido para evitar tropeçar no epitélio sulcular.

É necessária uma inspeção visual cuidadosa da impressão para detetar áreas rasgadas e, se for detectada evidência de rasgamento, o médico deve verificar imediatamente o tecido para remover qualquer vestígio da impressão. Caso contrário, um corpo estranho de material de moldagem pode causar uma inflamação gengival grave e pode ser mal diagnosticado numa consulta posterior.[4]

Adaptação marginal*:*

A adaptação marginal tem sido claramente implicada na produção de uma resposta inflamatória no periodonto. Foi demonstrado que o nível de inflamação gengival pode aumentar, correspondendo ao nível de abertura marginal. As margens que estão significativamente abertas (várias décimas de milímetro) são capazes de albergar um grande número de bactérias e podem ser responsáveis pela resposta inflamatória observada. Contudo, a qualidade do acabamento marginal e a localização da margem relativamente à inserção são muito mais importantes para o periodonto do que a diferença entre um ajuste de 20µm e um ajuste de 100µm.[4]

Contorno da coroa:

A degradação periodontal está geralmente associada a próteses parciais fixas de longa duração. Após 2-3 anos de serviço, os pacientes começam normalmente a queixar-se de um ou outro problema periodontal. Por vezes, os pacientes começam a queixar-se de retenção de alimentos logo após a cimentação da coroa.

Estes problemas clínicos comuns estão relacionados com um contorno axial, facial ou lingual incorreto da coroa. O contorno da coroa artificial geralmente não é autoprotector. O contorno excessivo leva à retenção de alimentos, complicando assim o estado periodontal. A papila interdentária é frequentemente negligenciada devido a um desenho incorreto do espaço interdentário. Estas deficiências podem ser colmatadas seguindo os princípios gerais da conceção de coroas.[134]

Teorias da conceção do contorno axial:

Teoria do desvio dos alimentos

Wheeler propôs esta teoria em 1961.[135] Defendeu que as coroas artificiais deveriam ter convexidades no seu terço cervical, o que ajudaria a desviar os alimentos da gengiva livre. Morris observou que a proeminência da superfície lingual ou vestibular do dente orientava a posição das margens gengivais. A acessibilidade e as medidas de higiene oral foram consideradas de importância primordial. Herlands et al questionou a lógica do conceito de contorno que desvia os alimentos. Ele observou que:

- O mecanismo de impactação exige o cumprimento de determinados critérios. As substâncias que sofrem o impacto devem ser bastante firmes e deve existir uma força propulsora que as dirija para uma zona de fácil acesso ou para um beco sem saída.

- O contorno natural da coroa está a 0,5 mm da área mais convexa, o que é inadequado para a proteção contra a impactação de alimentos.

- Quando o dente preparado é deixado a descoberto durante um longo período de tempo, é normalmente visível uma completa falta de contorno, mas a gengiva circundante é normalmente saudável.

- Os sulcos gengivais não são um beco sem saída de fácil acesso.

- A matéria estranha do sulco gengival é expelida pela corrente externa de soro. A ação muscular mais intensa e as partículas alimentares mais firmes aumentam o seu fluxo.

- Os contornos nas zonas de embrasadura são possivelmente ainda mais importantes do que os contornos bucais ou linguais.

As deficiências desta teoria são

- Os hábitos alimentares dos tempos modernos têm frequentemente muito poucas hipóteses de prejudicar a margem gengival livre.

- Durante a mastigação, a resposta proprioceptiva fornece geralmente proteção suficiente para a gengiva livre.

- O impacto do alimento como bolus esmagado ao passar pelo contorno axial do dente é dissipado, uma vez que é direcionado pelas bochechas, lábios e língua durante a deglutição.

- Os dentes têm geralmente pouca protuberância clínica e não causam qualquer efeito prejudicial na mastigação.

- Os contornos dos dentes nas espécies animais inferiores não proporcionam esta proteção teórica, uma vez que quaisquer protuberâncias vestibulares ou linguais são geralmente subgengivais.

Teoria da ação muscular

Herlands et al e Morris introduziram esta teoria. Eles enfatizaram a moldagem e a limpeza dos músculos, em vez da impactação dos alimentos. A teoria defende o princípio da limpeza constante e da ação de moldagem pelos músculos das bochechas, lábios e língua.

Os estudos Peref revelaram que:

- Não foram observadas alterações significativas na gengiva saudável nas superfícies axiais subcontornadas.

- Foram observadas alterações inflamatórias e hiperplásicas na gengiva marginal, através de uma superfície axial sobrecontornada.

Teoria da retenção da placa bacteriana

De acordo com esta teoria

- Os contornos da coroa devem ser tais que não proporcionem qualquer nicho para a retenção da placa bacteriana e promovam a auto-limpeza.

- A conceção do contorno axial deve basear-se na teoria da ação muscular.

Teoria anatómica

Foi proposto por Kraus et al. em 1969.

De acordo com esta teoria:

- É preferível o contorno que duplica a anatomia natural (anatómica/biológica) e é autoprotector.

- A altura do contorno está localizada no terço gengival de cada dente e é aproximadamente 0,5 mm mais larga do que a junção cemento-esmalte adjacente (exceto na lingual dos molares inferiores e segundos pré-molares, onde a altura do contorno se encontra no 1/3 médio).

Critérios de desenho fisiológico para restaurações dentárias fixas.

Eissmann HF, Radke RA, Noble WH propuseram os seguintes critérios:[136]

1. Contorno fisiológico:

A inter-relação entre a forma e a função é uma consideração importante. A forma oclusal deve ser tal que gere a menor quantidade de stress nos tecidos de suporte. A forma axial dos dentes deve ser capaz de proteger e estimular os tecidos de revestimento ou o periodonto marginal.

Considerações periodontais:

- A avaliação do estado periodontal do paciente é o primeiro passo crítico no planeamento de uma prótese fixa.

- Qualquer doença periodontal existente deve ser corrigida.

- Deve ser instituído um programa periódico de recolha e manutenção.

II . Colocação de margens gengivais:

A margem entre a restauração e o dente é muito crítica, pois torna-se um local potencial para o abrigo de bactérias. Portanto:

- Devem ser dadas margens supragengivais para uma ação de limpeza máxima. O contorno da restauração deve ser feito de forma a proporcionar uma ação de limpeza óptima.

- A transição do dente para a restauração deve ser a mais suave possível.

III. Contacto interproximal dos dentes:

As quatro principais funções da área de contacto interproximal são

- Estabilidade da área dentária.

- Prevenção da impactação de alimentos na zona interproximal.

- O espaço suficiente para as interpapilas é proporcionado pelo contorno adequado do espaço gengival do embrasure para a área de contacto.

- O desenho adequado das áreas de contacto interproximais também desempenha um papel vital nos aspectos estéticos e fonéticos.

IV. Contorno dos pônticos:

O contorno do pôntico deve estar dentro da musculatura da língua, dos lábios e da bochecha, da crista edêntula e da superfície oclusal oposta. O pôntico deve proporcionar conforto e apoio aos tecidos adjacentes; deve ser favorável ao padrão de fluxo alimentar; higiénico; e de valor cosmético.

Os três desenhos de pônticos mais comuns são:

1. A sela: Altamente anti-higiénica, mas pode fornecer um apoio adequado ao tecido adjacente.

2. O pôntico modificado com aba de crista: Proporciona um contacto mínimo com os tecidos, com um bom valor estético e um suporte adequado da bochecha.

3. O pôntico sanitário: Mais higiénico mas com baixo valor estético

O sucesso de um pôntico depende de:

1. Contorno e consistência gengival.

2. A área de contacto dos tecidos em relação aos encaixes mais obtusos deve ser reduzida.

4. O tecido e o pôntico devem ter uma aproximação suave na área de contacto.

5. A porcelana vidrada deve ser a escolha de material para o contacto com os tecidos

Outros investigadores propuseram também os seguintes pontos:

De acordo com Ross, pode formar-se um "rolo" à volta do dente se o contorno subgengival for mantido plano e não apoiar a gengiva. No caso da margem supragengival, deve ser colocado um contorno convexo. O contorno da margem subgengival deve ser plano e deve apoiar a gengiva. Spurow e Lytle[137] afirmaram que, para determinar o estado periodontal do paciente, o posicionamento e o contorno dos rebordos interproximais são muito importantes. A manutenção da área do rebordo interproximal também é crucial para a saúde das papilas interdentais.

Stein, Kuwata e Presswood definiram o "Perfil de Emergência" como a parte do contorno axial que se estende desde a base do sulco gengival até à margem livre da gengiva.

Desenvolver os contornos da coroa em restaurações:

Certos princípios[138] devem ser seguidos para desenvolver o contorno ideal da coroa.

1. As dimensões da coroa faciolingual são normalmente mantidas não mais de 1 mm maiores do que a largura faciolingual na JCE. Os molares mandibulares e os segundos pré-molares podem ser possíveis excepções.

2. Geralmente, as convexidades no lado facial são mantidas no terço gengival e não sobressaem mais de meio mm para além da JCE

3. As convexidades no lado lingual são geralmente mantidas no 1/3 gengival, exceto nos molares inferiores e, por vezes, no segundo pré-molar inferior, onde a convexidade é geralmente mantida no 1/3 médio da coroa.

4. Geralmente, é no 1/3 oclusal que os pontos de contacto proximais são colocados, exceto nos molares superiores, onde podem ser colocados ao nível da junção dos terços oclusal e médio. Os

pontos de contacto proximais são colocados para vestibular em relação à linha da fossa central, exceto nos molares superiores, onde podem ser colocados no 1/3 médio.

5. O contorno das superfícies proximais entre a crista marginal e a JCE é mantido plano ou ligeiramente côncavo, tanto no sentido vestibulolingual como oclusocervical.

6. Os ângulos das linhas de transição nas superfícies axiais devem ser rectos entre o ponto de contacto proximal e a JCE, com exceção dos ângulos das linhas linguais dos molares superiores, onde se pode observar uma ligeira convexidade.

7. A altura das cristas marginais deve ser a mesma para os dentes adjacentes. O dente é mais largo facialmente do que lingualmente. Em vista oclusal, os encaixes linguais parecem sempre maiores do que os encaixes vestibulares.

8. As margens supragengivais da coroa são preferidas, exceto nos casos em que exista uma zona estética elevada, cáries radiculares existentes, sensibilidade radicular ou nos casos em que se pretenda um alongamento da coroa para obter uma retenção adicional

9. O contorno subgengival deve ser tal que proporcione um suporte

ótimo para a gengiva.

10. A largura biológica deve ser respeitada.

Contorno Coronal e Saúde Gengival:

A saúde gengival pode ser mantida seguindo os princípios do contorno coronal:

A. Contorno subgengival

- Independentemente da relação do contorno da coroa clínica com a JCE, começa sempre na fixação gengival.

- O sulco gengival é formado na junção do contorno do dente coronal à inserção gengival e à gengiva marginal livre.

- O contorno subgengival deve apoiar a gengiva, para que a gengiva marginal livre não tenha tendência a formar um rolo à volta do dente. Pode também formar-se uma saliência sobre a qual se acumula a placa bacteriana.

- O contorno da coroa não deve ser volumoso, uma vez que pode rasgar as fibras circunferenciais e pode ser exercida uma tensão indevida sobre a gengiva para além dos seus limites fisiológicos de tolerância.

B. Contornos faciais e linguais:

Os ângulos agudos ou as convexidades ou concavidades abruptas devem ser evitados para manter o tónus da musculatura dos lábios, da bochecha e da língua. Yuodelis et al. questionaram a teoria da deflexão alimentar. Defendem que o fator etiológico primário tanto para a cárie como para a doença periodontal é a placa microbiana. A incorporação de um contorno de coroa excessivo geralmente convida a placa microbiana.[139,140]

Por conseguinte, as curvas graduais devem ser incluídas no contorno da coroa. Wagman[141] defendeu um contorno subgengival convexo facial e lingualmente. Isto também ajuda a manter a forma de "faca" da margem gengival livre. A extensão das convexidades não deve ser superior a 1/2 da espessura da gengiva na altura da inserção.

C. Contorno interproximal:

- A largura faciolingual da área de contacto está geralmente em harmonia com a largura faciolingual da papila interproximal. As papilas interdentárias não devem ser afectadas pela superfície interproximal.[142]

- A largura da área de contacto faciolingual não deve ser maior do que a papila, uma vez que pode criar uma saliência que, por sua vez, provoca a acumulação de placa bacteriana.

- Os espaços entre as áreas interproximais que são criados devido à recessão gengival devem ser fechados em direção à papila, sem os afetar.

- A largura faciolingual da área de contacto e os espaços interproximais devem ser estreitos na superfície oclusal e nas papilas no terço médio da coroa clínica, quando observados na direção apical.

As superfícies dos dentes devem ser alargadas da gengiva para a superfície oclusal e também do interior para o exterior. A extremidade gengival do conetor interproximal deve ser mantida estreita faciolingualmente durante a esplintagem, de modo a permitir a sondagem das superfícies facial e lingual, o que, por sua vez, permitirá a limpeza da superfície inferior.

Princípios gerais

- A saúde periodontal e o contorno da coroa clínica estão inter-relacionados.

- Se for inevitável, o subcontorno é sempre preferível ao contorno excessivo.

- Devem ser incluídas curvaturas graduais e suaves no contorno da coroa, de modo a facilitar a função de fricção e limpeza dos lábios, bochechas e língua.

- O contorno da área interproximal deve ser auto-limpante e o paciente deve ser capaz de o limpar confortavelmente.

- A altura do contorno subgengival faciolingual não deve ser superior a 1/2 da espessura da gengiva. Isto protege a fenda gengival e também ajuda a manter a margem gengival livre em forma de faca, com controlo da placa bacteriana.

Gestão do espaço interdentário:

O epitélio, o tecido conjuntivo e o assoalho ósseo constituem o espaço interdental.[143] A área col, tecido não queratinizado encontrado abaixo da área de contacto de dois dentes, é baixa e larga na região posterior e alta e estreita anteriormente. De acordo com Ten Cate, o tecido conjuntivo subjacente tem influência sobre o epitélio. Há um estado de inflamação de baixo grau nas células não queratinizadas e elas estão frouxamente aderidas, tornando-as mais permeáveis às toxinas bacterianas. O contacto do epitélio com os dentes adjacentes deve ser reduzido ao mínimo e a bolsa periodontal deve ser reduzida para minimizar a área de tecidos não queratinizados. As propriedades de retenção da placa bacteriana de diferentes sistemas de coroas foram comparadas e concluiu-se que as coroas com contorno excessivo atraem mais placa bacteriana do que as coroas com contorno insuficiente ou optimizado.[144] Por conseguinte, se tiveres escolha, as coroas com contorno inferior são preferíveis às coroas com contorno superior. O termo ponto de contacto define melhor o contacto inicial dos dentes erupcionados. Os contactos entre os dentes tornam-se mais amplos e planos à medida que a arcada se estabiliza e a erupção dos dentes se completa. Também afecta favoravelmente o perfil de emergência no dente natural.[145] As áreas de contacto ajudam a manter a estabilidade da arcada dentária e evitam a impactação de alimentos.

A proteção da papila interdentária é também uma das principais funções da área de contacto proximal. A impactação de alimentos pode ocorrer no caso de uma área de contacto estreita e a colo gengival pode tornar-se mais longa se for mantida larga, tornando o doente mais suscetível à doença periodontal. A área de contacto não é mantida demasiado perto da gengiva, de modo a evitar o impacto e uma limpeza deficiente. Pode ocorrer impactação de alimentos se a área de contacto for mantida demasiado alta oclusalmente, criando espaço acima da gengiva. O material de eleição para o desenho da área de embrasure é o metal, para permitir um contorno mais preciso e a área de embrasure deve satisfazer todos os requisitos estéticos, funcionais, biológicos e de manutenção.[146] Se os dentes não forem preparados adequadamente a nível interproximal, não haverá espaço suficiente para o material de restauração e, consequentemente, o espaço tecidular será invadido. Os ângulos das linhas mesial e distal necessitam de uma maior redução com chanfros, especialmente na facilidade de aproximação dos dentes. Devido a isto, a quantidade de tecido queratinizado na área de embrasure é aumentada, ajudando a um melhor controlo da placa bacteriana. Em alguns casos, pode ser necessária a separação ortodôntica dos dentes apinhados ou a sua extração. A manutenção da saúde gengival deve ser de importância primordial no desenho da prótese. Deve ser mantido um equilíbrio harmonioso entre a saúde dos tecidos, a estética da acessibilidade à limpeza, a fonética e a resistência da restauração.[147] A largura buco-lingual do colo é reduzida e as áreas de embrasura são abertas com a ajuda de uma concavidade que se estende da área interdentária até à ponta da cúspide, seguindo o ângulo da linha. A dimensão vestibular é mantida mais estreita do que as restantes dimensões. Todas as características acima referidas devem também ser incluídas no desenho do pôntico.

A função, a estética e a saúde da área interdentária são mantidas através de um planeamento cuidadoso do desenho da restauração.

Detritos subgengivais*:*

Deixar detritos abaixo do tecido durante os procedimentos de restauração pode criar uma resposta periodontal adversa. A causa pode ser o cordão de retração, o material de impressão, o material provisório ou o cimento temporário ou permanente. O diagnóstico de detritos como causa da inflamação gengival pode ser confirmado através do exame do sulco que rodeia a restauração com um explorador, da remoção de quaisquer corpos estranhos e da monitorização da resposta tecidular. Pode ser necessário fornecer anestesia tecidual para o conforto do paciente durante o procedimento.[4]

Hipersensibilidade a materiais dentários*:*

Têm sido relatadas respostas gengivais inflamatórias relacionadas com o uso de ligas não preciosas em restaurações dentárias. Normalmente, as reacções têm ocorrido a ligas que contêm níquel, embora a frequência destas ocorrências tenha sido debatida. Apenas cerca de 30% dos pacientes com uma alergia conhecida ao níquel desenvolvem uma reação a uma liga dentária intra-oral de níquel-crómio.

Os cimentos de fosfato e os silicatos são ligeiramente irritantes. O acrílico é altamente irritante, embora o material em si não seja irritante quando totalmente polimerizado.

Os tecidos gengivais adjacentes a restaurações de resina composta estendidas subgengivalmente desenvolverão gengivite mesmo na presença de uma boa higiene oral.

As reacções de hipersensibilidade às ligas preciosas são extremamente raras e estas ligas proporcionam uma solução fácil para os problemas encontrados com as ligas não preciosas. Mais importante ainda, os tecidos respondem mais às diferenças na rugosidade da superfície do material do que à composição do material. Quanto mais rugosa for a superfície subgengival da restauração, maior será a acumulação de placa bacteriana e a inflamação gengival. Na investigação clínica, a porcelana, o ouro altamente polido e a resina altamente polida apresentam uma acumulação de placa semelhante.

Independentemente do material de restauração selecionado, é essencial uma superfície lisa em todos os materiais na região subgengival.[4]

Cimentação e polimento de restaurações

Após a cimentação, todos os excessos de cimento retidos devem ser cuidadosamente removidos. Quando as restaurações se estendem abaixo da margem gengival, as partículas de cimento dentro do sulco são frequentemente ignoradas e podem causar danos aos tecidos periodontais.[4]

Prótese parcial removível e periodonto

A utilização de prótese parcial removível leva a alterações prejudiciais na condição periodontal dos dentes pilares. Um tratamento bem sucedido com prótese parcial removível requer um conhecimento profundo da interação da prótese parcial removível com os tecidos orais. A higiene oral parece ser ainda mais crucial para um doente com prótese parcial removível do que para um doente com prótese parcial fixa. O objetivo do tratamento periodontal definitivo é eliminar a doença periodontal, tratar quaisquer defeitos que impeçam o controlo da placa bacteriana e criar um melhor ambiente para a limpeza. As bolsas periodontais devem ser eliminadas ou reduzidas através de terapia cirúrgica ou não cirúrgica. O alongamento da coroa está indicado em casos de erupção passiva alterada dos dentes pilares para estabelecer melhores contornos da coroa, bem como para criar o espaço mínimo necessário para os diferentes componentes da prótese parcial removível. Os braços retentivos da prótese parcial removível podem ser uma fonte de acumulação de placa bacteriana e podem representar um desafio inflamatório para os tecidos moles. Isto verifica-se especialmente no caso de retentores infra-bulbares como as barras *"I"*. Os enxertos gengivais na porção lingual da mandíbula anterior fornecem mais tecido queratinizado para a colocação dos conectores principais. A relação entre o apoio e o assento de apoio deve ser tal que as forças transmitidas das próteses para o pilar sejam direccionadas apicalmente para o longo eixo do dente. Desta forma, a tensão pode ser absorvida pelas fibras do ligamento periodontal sem danificar o ligamento ou o osso. A esplintagem do dente pilar é indicada quando o suporte periodontal foi reduzido ou se espera um aumento da tensão, como na utilização de pilares intra-coronários. A prótese mal ajustada ou a má oclusão podem alterar a função da prótese parcial removível e causar tensão indesejável nos dentes restantes e nos tecidos moles.[4]

CONSIDERAÇÕES ESTÉTICAS SOBRE O TECIDO GENGIVAL GESTÃO

Forma da embrasura interproximal:

Atualmente, a crescente preocupação com a beleza e aparência física vem acompanhada de uma maior exigência no que diz respeito à estética em Medicina Dentária. A estética gengival é um dos factores mais importantes para o sucesso de um tratamento restaurador. A ausência de papila interdentária como resultado do desenvolvimento da doença periodontal ou da terapia periodontal utilizada é uma situação que leva a problemas estéticos, fonéticos e de impactação alimentar.

O rebordo interproximal criado pela restauração e a forma da papila interdental têm uma relação única e íntima. O rebordo interproximal ideal deve abrigar a papila gengival sem a afetar e também estender o contacto interproximal do dente até ao topo da papila, de modo a que não exista espaço em excesso que possa reter alimentos ou ser esteticamente desagradável. Os contornos da embrasura podem ser mais importantes do que os contornos da coroa facial ou lingual. A papila interproximal responde rapidamente ao contorno excessivo da região do embrasure. Torna-se inflamada e hipertrofiada como resultado de uma higiene oral deficiente, quando o rebordo interproximal é afetado por superfícies de coroas adjacentes demasiado contornadas.

Outros factores podem contribuir para a inflamação da papila, frequentemente observada em restaurações esplintadas. É provável que a papila esteja inflamada devido à presença de margem subgengival em ambos os lados e é frequentemente constrangida na direção oclusal-gengival pela ligação soldada interproximal.

Um estudo para determinar se existiam dimensões de embrasura que fossem mais favoráveis à saúde da gengiva e da mucosa subjacente concluiu que a higiene oral exerce uma influência mais importante do que a altura da embrasura. O tamanho ideal do rebordo interproximal é aquele que permite a introdução de auxiliares de limpeza para a remoção da placa bacteriana nessa área tão vital. Os embrasures excessivamente abertos têm um impacto negativo na estética, prejudicam a fonética e permitem uma impactação lateral excessiva de alimentos. O paciente com comprimento de coroa clínica normal apresenta muitas vezes um dilema quando se está a desenhar uma forma de embrasura ideal. A altura interproximal muitas vezes não é suficiente para permitir espaço para uma escova interproximal sem enfraquecer o conetor interproximal. O fio dental tufado pode ser usado nessas situações, especialmente em dentes anteriores. O paciente com doença periodontal avançada geralmente apresenta uma altura interproximal muito maior e, em alguns casos de problemas de espaço, a migração apical do aparelho de inserção é tão grande que a abertura é excessivamente larga, o que leva a problemas estéticos, fonéticos e impactação de alimentos. Esta situação pode ser ainda mais complicada por problemas de proximidade da raiz, concavidades cervicais e irregularidades da anatomia da raiz. A forma correcta da embrasura requer frequentemente um equilíbrio de todos os factores mencionados.

A altura da papila é estabelecida pelo nível do osso, a largura biológica e a forma do sulco gengival. Alterações na forma do embrasure podem ter um impacto sobre a altura e a forma da papila. A ponta da papila comporta-se de forma diferente da margem gengival livre no aspeto facial do dente. Enquanto a margem gengival livre fica, em média, 3 mm acima do osso facial subjacente, a ponta da papila fica, em média, 4,5 a 5 mm acima do osso interproximal. Isso significa que, se a papila estiver mais acima do osso do que o tecido facial, mas tiver a mesma largura biológica, a área interproximal terá um sulco 1,0 a 1,5 mm mais profundo do que o encontrado na face. Em 1982, Van-der-

Veldon publicou os resultados de um estudo em que removeu completamente papilas saudáveis até ao nível do osso e verificou que regenerava rotineiramente 4 a 4,5 mm de tecido total acima do osso, com uma profundidade média do sulco de 2 a 2,5 mm.

A altura acima da qual a papila quer se manter foi confirmada indiretamente por Tarnow, que estudou a relação da papila entre o contato interproximal e o osso subjacente. Quando o nível gengival dos contactos interproximais dos dentes media 5 mm ou menos em relação ao osso alveolar, a papila preenchia sempre o espaço. Quando o contacto estava a 6 mm do osso, apenas 56% das papilas conseguiam preencher o espaço. Finalmente, quando o contacto era de 7 mm do osso, apenas 37% das papilas conseguiam preencher o espaço. Os autores sugeriram que outros factores podem contribuir para um preenchimento completo, tais como a distância interproximal (IPD) e o volume total do espaço da embrasura. Sabendo que existe uma variabilidade individual para a largura biológica necessária, esta informação relativa às papilas é aplicada localizando o ponto mais baixo do contacto interproximal em relação à fixação epitelial. O contacto ideal deve ser de 2 a 3 mm coronal à inserção, o que coincide com a profundidade do sulco interproximal médio. Tal como na avaliação dos tecidos faciais para a localização da margem, esta técnica requer que o tecido esteja saudável para permitir uma sondagem precisa. Se o sulco medir mais de 3 mm, existe algum risco de recessão papilar com procedimentos de restauração.

O clínico é mais frequentemente confrontado com um sulco normal ou superficial com uma papila que parece demasiado curta, em vez de uma papila alta com um sulco profundo. A melhor forma de lidar com esta situação é encarar a papila como um balão de um determinado volume que se encontra sobre a inserção. Este balão de tecido tem uma forma e uma altura ditadas pela abertura gengival dos dentes. Se a abertura for demasiado larga, o balão achata-se e fica embotado, com um sulco pouco profundo.

Se a abertura tiver a largura ideal, a papila tem uma forma pontiaguda e um sulco de 2,5 a 3 mm e é saudável. Se a abertura for demasiado estreita, a papila pode crescer para a face e para a língua, formar um colo e ficar inflamada. Esta informação é aplicada na avaliação de uma papila individual com uma embrasura aberta. A papila em questão é comparada com as papilas adjacentes. Se estiverem todas ao mesmo nível e as outras áreas não tiverem embrasures abertos, então o problema é a forma do embrasure gengival. Se, no entanto, a papila na área de preocupação for apical às papilas adjacentes, avalia os níveis ósseos interproximais. Se o osso sob essa papila for apical aos níveis ósseos adjacentes, o problema deve-se à perda óssea. Se o osso estiver ao mesmo nível, a embrasura aberta deve-se à forma de embrasura dos dentes e não a um problema periodontal com a papila.[4]

Classificação da perda da papila interdentária

A perda da papila interdental foi classificada por Nordland e Tarnow. Esta classificação baseia-se em três pontos anatómicos: o ponto de contacto interdentário, o ponto mais coronal da junção esmalte-cemento (ECJ) na superfície interproximal e o ponto mais apical da ECJ na superfície labial.

Foram identificadas quatro classes:

• Normal: a papila interdentária preenche o nicho até à extensão apical do ponto de contacto interdentário;

• Classe I: a ponta da papila interdentária é colocada entre o ponto de contacto interdentário e o ponto mais coronal da JCE na superfície interproximal;

- Classe II: a ponta da papila está situada entre o ponto mais coronal da JCE na superfície interproximal e o ponto mais apical da JCE na superfície labial;

- Classe III: a ponta da papila interdentária está na JCE ou está apicalmente ao ponto mais apical da JCE na superfície labial.

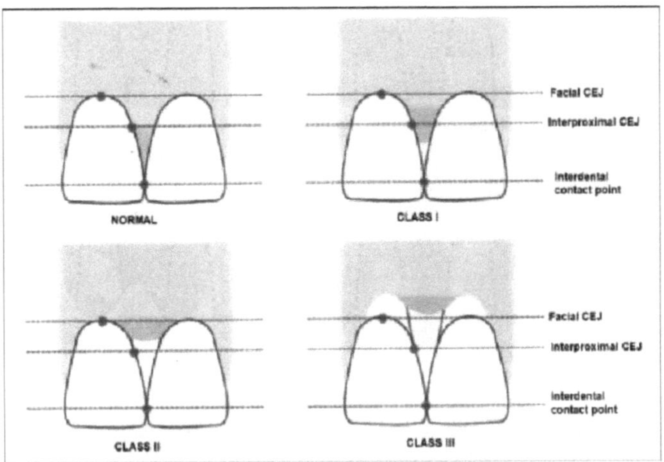

Fig 34 - Classificação da perda de papila interdental de Nordland e Tarnow

Correção restauradora de embrasures gengivais abertos*:*

Existem duas causas para os embrasures gengivais abertos. Ou a papila tem uma altura inadequada devido à perda óssea, ou o contacto interproximal está localizado demasiado alto coronalmente. Se um contacto elevado tiver sido diagnosticado como a causa do problema, existem duas razões potenciais. Se a angulação da raiz dos dentes divergir, o contacto interproximal é deslocado coronalmente, resultando na abertura. No entanto, se as raízes são paralelas, a forma da papila é normal e existe uma abertura, então o problema está provavelmente relacionado com a forma do dente, especificamente, uma forma excessivamente cónica. A medicina dentária restauradora pode corrigir este problema movendo o ponto de contacto para a ponta da papila. Para conseguir isto, as margens da restauração devem ser levadas subgengivalmente 1 a 1,5 mm, e o perfil de emergência da restauração é desenhado para mover o ponto de contacto em direção à papila, enquanto mistura o contorno com o dente abaixo do tecido. Isto pode ser conseguido facilmente com restaurações de ligação direta porque o tecido mole pode ser visto claramente. Para restaurações indirectas, os contornos desejados da restauração e a forma de embrasure devem ser estabelecidos nas restaurações provisórias, e os tecidos gengivais devem adaptar-se durante 4 a 6 semanas antes de a informação do contorno do tecido ser transmitida ao laboratório para ser utilizada na restauração final.

Gestão da forma de embrasure gengival com recessão periodontal:

A gestão da forma do embrasure gengival para pacientes que

sofreram recessão gengival varia consoante o tratamento seja na região anterior ou posterior da boca. Em áreas estéticas, é necessário levar os contactos interproximais apicalmente em direção à papila para eliminar a presença de um grande embrasure aberto. Com restaurações de unidades múltiplas, também é possível cozer a papila de porcelana diretamente sobre a restauração, utilizando cerâmica da cor dos tecidos. Nas áreas posteriores, onde as larguras inter-radiculares são significativamente maiores, é muitas vezes impossível levar os contactos proximais ao contacto com o tecido sem criar grandes saliências nas restaurações. Nestas situações, o contacto deve ser movido o suficiente apicalmente para minimizar quaisquer grandes armadilhas de alimentos, deixando ainda um espaço de tamanho conveniente para ser acedido com uma escova interdental para higiene. É de notar que o desenvolvimento de contactos interproximais excessivamente longos, quer em dentes anteriores quer em dentes posteriores, cria sempre formas dentárias rectangulares e algo inestéticas.

Desenho pôntico? ,[48,14,9,150,151]

A restauração de áreas edêntulas anteriores com próteses parciais fixas (FPDs) apresenta um desafio particular para o clínico. Devido à sua facilidade de utilização e resultados favoráveis a longo prazo, as FPDs convencionais representam a medida de tratamento mais popular atualmente. Nestas restaurações, o pôntico deve cumprir os papéis complexos de substituir a função do dente perdido, obter uma aparência estética, permitir uma higiene oral adequada e evitar a irritação dos tecidos. Além disso, o pôntico deve atender a certos requisitos estruturais para garantir a estabilidade mecânica da restauração. No passado, foram apresentadas inúmeras propostas para a seleção de pônticos, algumas das quais envolvendo opções de design contraditórias. Na maioria dos casos, os desenhos de pônticos recomendados são baseados em opiniões desenvolvidas empiricamente. Embora os pônticos da região posterior sejam concebidos principalmente para satisfazer requisitos funcionais e de higiene, os da região anterior devem cumprir determinados critérios estéticos.

A extração de um dente na região anterior envolve frequentemente deficiências locais simultâneas do rebordo alveolar. No passado, eram utilizados principalmente métodos protéticos para compensar estes defeitos. Como resultado dos recentes avanços em periodontologia e das exigências da implantologia moderna, foram desenvolvidas várias técnicas para preservar o rebordo alveolar e reconstruir cirurgicamente os locais defeituosos. Atualmente, estas técnicas são também utilizadas em próteses de coroas e pontes para a preservação do rebordo antes ou diretamente após a extração, bem como para procedimentos de alongamento da coroa vestibular e procedimentos de aumento do rebordo, levando a um aumento da frequência de contornos de rebordo satisfatórios.

Além disso, o contorno basal do pôntico em particular foi modificado para melhorar a estética e a função na área anterior. As restaurações provisórias de longa duração são uma parte integrante desta fase do tratamento. Em situações em que o pré-tratamento cirúrgico é indesejável ou contraindicado, estão disponíveis várias técnicas protéticas para compensar a perda de papilas ou defeitos do rebordo alveolar, tais como o ajuste do ponto de contacto, a redução do espaço de embrasure para criar uma ilusão papilar e a utilização de cerâmica rosa. O objetivo deste artigo é fornecer uma revisão das opções clínicas e técnicas disponíveis para o fabrico de pônticos estéticos e ilustrar os procedimentos práticos.

Opções de design do pôntico

Na literatura dentária, foi publicado um grande número de estudos sobre o design ideal dos pônticos. A terminologia utilizada neste domínio nem sempre é padronizada. Os desenhos variam desde pônticos cónicos, que são colocados diretamente no alvéolo de extração, a pônticos que requerem locais receptores grandes ou muito pequenos, a pônticos higiénicos (sanitários), que não entram de todo em contacto com o tecido mole. A maioria dos investigadores que estudaram o desenho dos pônticos partiu do princípio de que a inflamação da mucosa alveolar sob os pônticos é

causada pela acumulação de placa bacteriana na superfície basal do pôntico. Como resultado, acreditava-se que as cerâmicas vidradas eram o material de eleição para os pônticos, devido à sua baixa taxa de acumulação de placa. Podshadley e Stein, no entanto, recusaram este pressuposto em estudos independentes; não encontraram quaisquer diferenças histológicas nas reacções dos tecidos moles aos pônticos fabricados com ligas de ouro, resina, cerâmica vidrada ou cerâmica não vidrada. Stein também demonstrou que a forma do pôntico e as medidas de higiene oral do paciente, mais do que o próprio material, representam os factores mais significativos a considerar na prevenção da inflamação.

Assim, para preservar a saúde dos tecidos moles, vários autores têm defendido a utilização de pônticos com uma superfície convexa, bem polida e lisa, que faça um contacto sem pressão ou com pressão mínima com o rebordo alveolar numa pequena área.

Num estudo retrospetivo de pacientes parcialmente desdentados, 91% das secções anteriores da mandíbula desdentadas apresentavam defeitos alveolares de vários graus. Uma classificação adequada para os defeitos do rebordo alveolar foi fornecida por Seibert. O defeito combinado (Classe III) é o mais frequente. Num inquérito realizado entre os pacientes com FPDs na região anterior do maxilar, 20% dos inquiridos estavam insatisfeitos com a aparência da sua prótese e 40% queixaram-se do aprisionamento de partículas de alimentos. De um modo geral, os pacientes com defeitos horizontais (Classe I) relataram maior satisfação subjectiva com as suas restaurações do que os pacientes cujo defeito do rebordo incluía um componente vertical (Classes 11 e III). Frequentemente, o contorno da reabsorção do rebordo alveolar exige a utilização de um pôntico com uma configuração basal côncava inadequada na área que entra em contacto com a mucosa alveolar. A superfície basal convexa deve permitir que o fio dentário entre em contacto com todas as superfícies. Este tipo de desenho de pôntico, no entanto, nem sempre pode ser usado sem permitir algumas restrições estéticas (linha de sorriso alta), fonéticas ou funcionais (aprisionamento de partículas de alimentos).

Classification and incidence of maxillary anterior ridge defects		
Class	Definition	Incidence
0	No defects	0-12 %
I	Horizontal loss of tissue with normal vertical ridge height	13-36%
II	Vertical loss of tissue with normal horizontal ridge height	0-40%
III	Combination of class I	47-52%
	and class II: loss of normal height and width	
Classification of anterior ridge defects, as described by Sieberts, and the incidence of these defects in the anterior maxilla, as reported by Abrams et al and Hawkins et al.		

Pôntico cónico

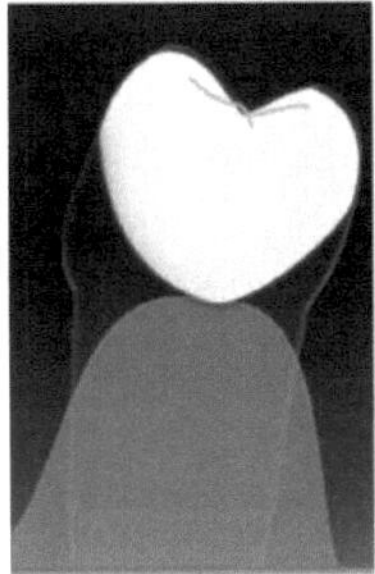

Fig. 35 - Pôntico cónico

Num estudo de Reichenbacb, o pôntico cónico foi utilizado para evitar o colapso do local de extração após a remoção de um dente e para imitar o perfil de emergência natural do dente. No entanto, após longos períodos de utilização, os tecidos moles adjacentes tendiam a inflamar-se e o osso alveolar a reabsorver-se. Com base nas informações disponíveis atualmente, estas reacções ocorreram provavelmente porque o pôntico não permitia uma higiene oral adequada. Este método ainda é utilizado numa aplicação modificada, a técnica do pôntico imediato, para manter a topografia do rebordo alveolar após a extração de um dente.

Pôntico higiénico

O termo higiénico é utilizado para descrever pônticos que não têm contacto com a crista edêntula. Este design de pôntico é frequentemente designado por "pôntico higiénico", que no passado era um nome comercial para uma face convexa pré-fabricada com uma ranhura para trás, utilizada para pônticos de molares mandibulares. O pôntico higiénico cumpre os pré-requisitos para a manutenção de um periodonto saudável, uma vez que não entra em contacto com o tecido mole subjacente e proporciona um acesso fácil aos auxiliares de higiene oral para limpar a superfície do tecido do pôntico. No entanto, o espaço abaixo do pôntico não é esteticamente agradável e pode afetar a estética, ditando assim a sua utilização apenas no aspeto posterior não estético. O espaço também pode alojar alimentos, levando a hábitos linguais. A espessura oclusogengival do pôntico deve ser de, no mínimo, 3 mm, com espaço adequado entre a superfície do tecido e a crista edêntula. Stein é de opinião que é um procedimento perigoso prever a quantidade de espaço entre o pôntico e a mucosa. A proliferação do tecido no espaço infra-pontico é o tecido edematoso com inflamação subsequente devido ao aprisionamento de detritos. Sugere que uma prática mais sólida consiste em adaptar um pôntico com um contacto mínimo e deixar que a resolução natural determine a quantidade de espaço aceitável.

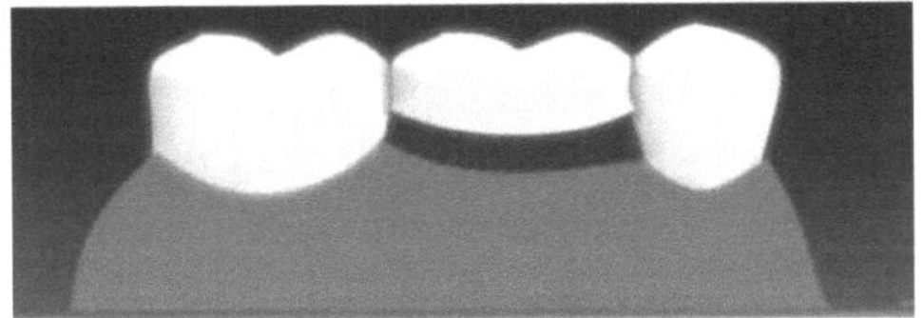
Fig. 36 - Pôntico higiénico

Pôntico de cumeeira

Uma redução da área de superfície (pôntico sobre o rebordo) não melhora significativamente a higiene por baixo do pôntico, porque o contorno basal permanece côncavo, inadequado para proporcionar um contacto apertado com o fio dentário.

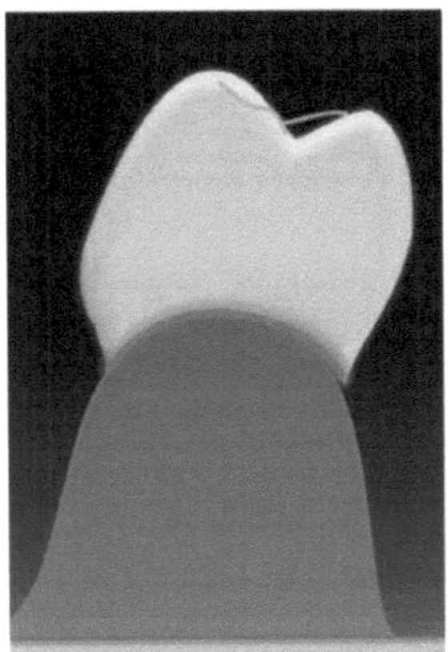
Fig. 37 - Pôntico de crista

Pôntico de cumeeira modificado

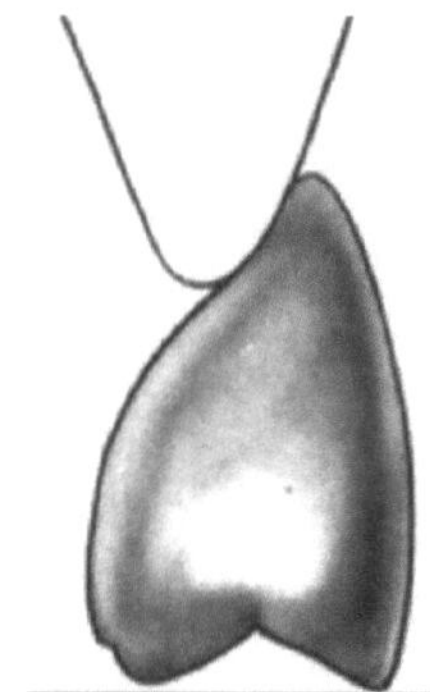

Fig. 38 - Pôntico modificado

A superfície basal convexa, que assenta numa pequena área do rebordo alveolar, cumpre as recomendações feitas na literatura dentária no que diz respeito aos procedimentos de higiene e à prevenção da irritação dos tecidos moles subjacentes. No entanto, frequentemente, o contorno do rebordo alveolar exige que seja feito um compromisso no desenho para evitar o comprometimento da estética, função ou fonética. Em particular, a perda de dimensão vertical do rebordo, que ocorre na maioria dos pacientes, pode causar dificuldades a este respeito. Se esta perda de dimensão vertical for compensada pela restauração, os pônticos parecem anormalmente longos (design de pôntico longo) e podem estar associados a problemas funcionais: Devido à falta de gengiva interdentária, surgem espaços interproximais abertos, aumentando a troca de saliva e ar e apresentando um maior risco de impactação de alimentos.

Pôntico ovalado

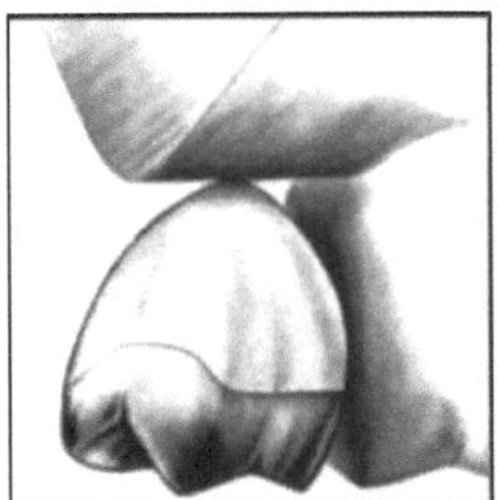

Fig. 39 a- pôntico ovado

Em contraste com os requisitos clássicos para os pônticos, que sugerem a importância do contacto sem pressão numa área pequena, o pôntico ovado entra em contacto com uma área maior do tecido mole subjacente e aplica uma ligeira pressão. Verificou-se que este desenho produz resultados altamente estéticos após um pré-tratamento adequado do rebordo alveolar. Uma vez que este desenho produz um perfil de emergência muito semelhante ao do dente natural, preenche idealmente os requisitos estéticos e funcionais de um pôntico para a região anterior. Este tipo de desenho de pôntico, no entanto, requer uma quantidade adequada de tecido mole, que tem de ser esculpido em conformidade.

Estão disponíveis várias técnicas para este fim, desde a regeneração controlada diretamente após a extração do dente (técnica do pôntico imediato) até à cirurgia plástica (enxerto gengival), que é acompanhada pelo condicionamento dos tecidos no decurso do tratamento protético subsequente.

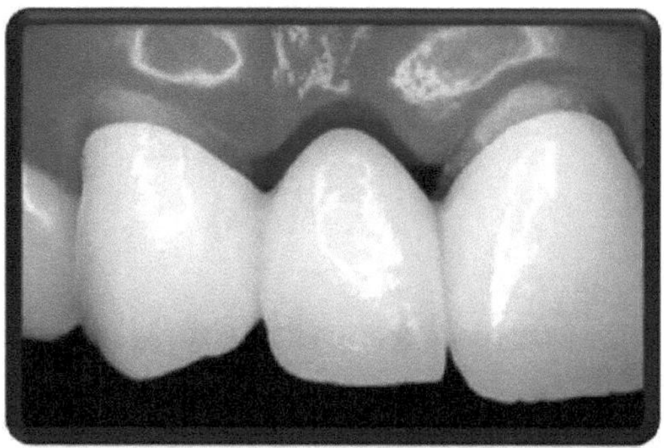

Fig. 39 b - Pôntico ovalado

Antes de iniciar o tratamento, são fabricados modelos de estudo e são tiradas radiografias dos dentes pilares e das partes edêntulas da arcada. Esta informação ajudará a avaliar a qualidade dos pilares e a analisar a relação posicional do pôntico com o rebordo alveolar, os dentes pilares e a gengiva, bem como a avaliar o tamanho do espaço edêntulo. As junções cemento-esmalte dos dentes pilares ou dos dentes adjacentes são utilizadas como ponto de referência vertical. Por razões estéticas e funcionais, o novo dente deve ser integrado harmoniosamente na fileira de dentes, tanto horizontalmente (suporte labial) quanto verticalmente. Os seguintes aspectos da dentição devem ser avaliados clinicamente: a linha, a cor e a textura da gengiva; a linha dos lábios em repouso e durante a fala; e a altura da linha do sorriso. A posição da linha do lábio tem uma influência significativa na seleção do desenho do pôntico. Se a área de contacto com o rebordo alveolar for visível quando o paciente fala ou sorri, devem ser observadas considerações estéticas especiais. Para obter resultados esteticamente agradáveis, o dente a restaurar deve emergir do tecido mole do rebordo alveolar ao mesmo nível que a junção cemento-esmalte dos dentes adjacentes. O tratamento cirúrgico necessário para gerar esse perfil de emergência é determinado pelo tipo de defeito do rebordo alveolar. Para isso, deve ser utilizada a classificação proposta por Seibert.

Pôntico ovado modificado

O design do pôntico ovado modificado foi desenvolvido para contornar os problemas encontrados com o pôntico ovado. A modificação do pôntico ovado envolve a deslocação da altura do contorno na superfície do tecido do centro da base para uma posição mais labial. O pôntico ovado modificado não necessita de tanta espessura faciolingual para criar um perfil de emergência. É muito mais fácil de limpar em comparação com o pôntico ovado devido ao desenho menos convexo. A sua principal vantagem em relação ao tipo ovado é que, muitas vezes, há pouca ou nenhuma necessidade de aumento cirúrgico do rebordo.

A altura do contorno na superfície do tecido do pôntico é de 1 a 1,5 mm apical e palatal à margem gengival labial. O fio dentário pode ser utilizado para afastar a margem gengival vestibular e limpar a superfície do tecido sem qualquer dificuldade, em contraste com outros tipos de pônticos. A margem gengival labial recupera após a remoção do fio dentário. A superfície do tecido do pôntico modificado é menos convexa do que a do pôntico ovado.

Durante a fase de planeamento, deve ser dada especial atenção às ideias e expectativas do paciente.

Contacto da superfície do tecido com o pôntico

O contacto da superfície do tecido do pôntico com o rebordo subjacente tem sido debatido na literatura. Embora o contacto íntimo do pôntico com o rebordo edêntulo contribua para a estética, tem os seus efeitos negativos na mucosa e no osso subjacentes.

Tripodakis e Constantinidis avaliaram a resposta biológica dos tecidos moles à hiperpressão de pônticos cerâmicos metálicos convexos e lisos em diferentes condições de higiene oral. O estudo concluiu que a hiperpressão em todas as situações promove a modificação morfológica dos tecidos moles com o aparecimento de indentações côncavas e adelgaçamento do epitélio e encurtamento dos pinos de rete histologicamente. A inflamação foi uma caraterística adicional no caso de não utilização do fio dental.

A marcação do gesso no local de receção do pôntico para estabelecer um contacto íntimo com o rebordo edêntulo é uma prática comum. No entanto, isto pode resultar em hiperpressão, levando a alterações nos tecidos. Assim, foi concebida uma técnica coordenada de marcação tanto do gesso como do rebordo alveolar residual para evitar um efeito deletério no rebordo edêntulo. Outra razão importante que apoia a marcação do local recetor é a eliminação de irregularidades na superfície do tecido, o que contribui para a suavização da superfície do tecido do pôntico quando este está em contacto com o tecido. Isto também cria um ambiente de auto-limpeza. Cavazos, no seu estudo, demonstrou que a adaptação do pôntico à crista ou ao relevo (raspagem do gesso) proporcionado pelo gesso é altamente significativa e clinicamente proporcional à quantidade de alteração desfavorável do tecido. O contacto mínimo absoluto (0,0-0,25) de raspagem do gesso não produziu qualquer alteração tecidular. Quando a raspagem do gesso foi aumentada para 1 mm, foram produzidas alterações tecidulares que variaram de inflamação ligeira a ulceração aguda. Se existirem irregularidades no rebordo, a modificação do rebordo deve ser efectuada antes do fabrico da prótese parcial fixa. Se se pretender uma diminuição da altura vertical do rebordo edêntulo, a redução dos tecidos moles por si só pode ser inadequada e transitória. A espessura dos tecidos moles regressa frequentemente à sua espessura original, tornando a redução óssea obrigatória para a redução permanente do rebordo. Magne descreveu uma técnica para criar hiperpressão no local do pôntico através da adição gradual de resina acrílica no lado do tecido do pôntico da restauração provisória. As vantagens citadas para apoiar esta técnica são o facto de não ser invasiva. No entanto, é necessária uma espessura mínima de 35 mm de tecido mole para melhorar o resultado final, sendo necessário ter cuidado com este resultado. Um método para avaliar a pressão sobre o rebordo é passar o fio dental por baixo do pôntico. Se o grau de contacto com o tecido estiver correto, o fio dental deve passar apenas com uma ligeira resistência. Os pônticos que estão quase em contacto ou um pouco tímidos entre a base e o tecido devem ser evitados, uma vez que este tipo de relação é propício à acumulação de placa bacteriana e à impactação de alimentos. No entanto, o método do fio dental não identifica a localização exacta do contacto com os tecidos para que se possa fazer um ajuste controlado. Manary sugeriu o uso de uma pasta indicadora de pressão pigmentada, aplicando-a na superfície do tecido e assentando a restauração no dente. A parte do pôntico vista através da pasta indicadora de pressão aplicada é ajustada.

Embrasure em relação aos pônticos

Existem 2 escolas de pensamento relativamente à embrasura em relação aos pônticos. Uma vez que as papilas naturais se perderam, a utilização de pônticos com conicidade normal resulta frequentemente no aparecimento de buracos negros nas bordas interpônticas. Para ultrapassar este problema, as áreas de contacto são ocasionalmente terminadas na gengiva, preenchendo partes do espaço com porcelana da cor do dente. Isto resulta numa forma retangular não natural e pode também colidir com a mucosa subjacente. Goldstein, citado por Hawkins et al., acredita que, para uma estética óptima, a forma da crista deve permitir que o pôntico se misture com os dentes adjacentes e contralaterais. Na sua opinião, as embrasures podem resultar em regiões escuras inestéticas que contribuem para a impactação de alimentos e afectam a fala. Em contradição com o que foi dito acima, é geralmente aceite que a embrasura deve ser aberta, sempre que possível, para facilitar a utilização do fio dentário e da escova de dentes. Schluger é da opinião de que as embrasuras fechadas por juntas de soldadura largas ou pônticos demasiado contornados darão origem a todas as alterações características, tais como inflamação, papilas hiperplásicas e formação exagerada de cólon, afectando assim a higiene oral. Na região anterior, onde as exigências estéticas e fonéticas são elevadas, o espaço de embrasure deve ser suficientemente grande para acomodar a papila proximal e evitar o seu impacto. Nesses casos, a embrasura proximal lingual deve ser suficientemente larga para permitir a entrada de dispositivos de limpeza, como o fio dental ou auxiliares de limpeza interproximais.

Nos pônticos múltiplos, a colocação de um entalhe em forma de V entre os pônticos no seu aspeto tecidular constitui uma área de acumulação de placa bacteriana e interrompe a passagem suave do fio dentário ao longo da superfície tecidular dos pônticos. Também reduz a rigidez da secção longa do pôntico. Beherend sugere o princípio de fundir vários pônticos no seu aspeto tecidular para obter uma superfície lisa e ininterrupta que pode ser utilizada nos segmentos posterior mandibular, anterior mandibular e posterior maxilar. Sugere também a utilização deste princípio de desenho para o segmento anterior do maxilar, utilizando porcelana cor-de-rosa para preencher os encaixes interproximais.

O problema dos triângulos negros inestéticos pode ser resolvido com próteses de substituição de tecidos. As próteses de substituição de tecidos podem ser fixas ou amovíveis. A prótese fixa pode ser feita de porcelana e colada à prótese parcial fixa, o que contribui para um maior conforto do doente, mas pode comprometer a saúde periodontal durante um longo período de tempo. A prótese removível é mais propícia à manutenção da saúde periodontal devido à acessibilidade para a limpeza das áreas de embrasure abertas. Os materiais utilizados para a prótese gengival removível incluem resinas acrílicas cor-de-rosa auto-polimerizáveis ou curadas pelo calor e materiais macios à base de silicone. As facetas gengivais acrílicas têm o inconveniente de serem duras e rígidas. A dificuldade em encaixar o acrílico com precisão à volta de vários dentes pode levar a lacunas que acumulam restos de comida, resultando em mais problemas periodontais, cáries e embaraço social. A máscara gengival de silicone flexível proporciona uma solução estética que é simultaneamente confortável e de encaixe exato. A prótese gengival com acessórios contribui para uma melhor retenção e manutenção da higiene nos espaços de embrasamento.

Condicionamento de tecidos moles protéticos[152]

Geralmente, o tecido mole da crista residual que será o local recetor do pôntico ovado tem de ser moldado através de medidas gengivoplásticas ou de condicionamento protético do local. Nesta fase de tratamento, as restaurações provisórias de longa duração relamináveis desempenham um papel importante na determinação da área de contacto do pôntico e na remodelação do local recetor do tecido mole. Em FPDs de três unidades, o pôntico deve estar no meio entre as duas papilas adjacentes. É necessário um planeamento cuidadoso para a preparação de vários locais de pônticos adjacentes (linha do meio). Se o rebordo alveolar for estreito, a área de contacto pode ser deslocada para vestibular.

Para dar mais forma ao tecido mole, a superfície basal do pôntico provisório de longa duração é ligeiramente desbastada com diamantes ou por abrasão a ar. Subsequentemente, é utilizado um compósito de resina fotopolimerizável de baixa viscosidade para construir o pôntico em pequenos incrementos.

A FPD é experimentada para avaliar se o tecido mole residual da crista deve ser adicionalmente remodelado com bolas de diamante grandes e de grão grosso. A área da coroa do lado do pôntico também pode ser construída numa forma convexa (desenho de meio pôntico) para apoiar o tecido mole interproximal. A quantidade correcta de pressão é aplicada ao tecido recém-desenvolvido se a circulação sanguínea voltar ao normal na zona anémica após 5 minutos de prova sob pressão (mordendo rolos de algodão). Finalmente, a base construída é polida e as restaurações provisórias são colocadas com cimento provisório.

As medidas acima mencionadas são repetidas em intervalos de 2 semanas até que o contorno do tecido mole se tenha desenvolvido satisfatoriamente e as pseudopapilas se tenham formado. A restauração provisória de longa duração deve ser utilizada durante um período de tempo de, pelo menos, 6 a 12 meses. Após este período, a fase de ajuste fino, na qual os aspectos funcionais e estéticos da restauração são trabalhados com o paciente, deve terminar. Além disso, o estado do tecido mole deve ser estável. Uma impressão elástica anatómica das restaurações provisórias clinicamente comprovadas fornece ao técnico de prótese dentária informações importantes sobre o desenho da restauração definitiva.

Como as pseudopapilas recém-criadas tendem a colapsar quando a restauração provisória é removida, as informações sobre a condição do tecido mole do local do pôntico não podem ser transferidas adequadamente quando as impressões são tiradas dos dentes pilares. Esta informação é, portanto, obtida quando a estrutura da ponte é experimentada. Para este efeito, a área basal da estrutura da FPD é construída com uma resina acrílica autopolimerizável, tal como descrito para a modificação de restaurações provisórias de longa duração. Finalmente, esta área é revestida com um poliéter de média viscosidade. Para transferir a situação do tecido mole para o molde mestre, o gesso é removido nesta área e substituído por um material de silicone da cor do dente.

CERÂMICA COLORIDA PARA GENGIVA

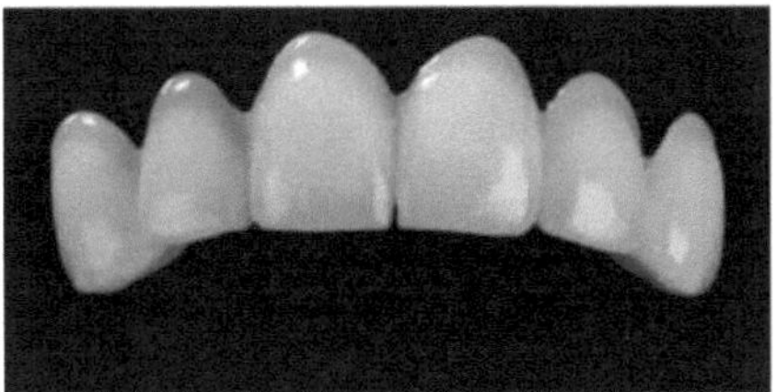

Fig. 40- cerâmica colorida para gengiva

Se as medidas de aumento forem contra-indicadas ou indesejáveis, as pequenas deficiências alveolares e as papilas em falta podem ser reconstruídas através de medidas de restauração. Primeiro, tem de ser estabelecida a cor exacta da gengiva. Isto pode ser conseguido com guias especiais de cor gengival que são fornecidas com os diferentes materiais de revestimento cor-de-rosa disponíveis no mercado. A superfície basal tem de apresentar uma forma convexa semelhante aos desenhos ovais dos pônticos para que o fio dentário estabeleça um contacto estreito com todas as áreas da superfície.

Máscaras gengivais totalmente em cerâmica

As máscaras gengivais de cerâmica fabricadas separadamente podem ser utilizadas para efetuar ajustes subsequentes em restaurações permanentes. Este método é particularmente adequado para pacientes com um defeito local no rebordo alveolar que não tenha sido corrigido por um aumento do tecido mole. Para este efeito, é feita uma impressão da superfície vestibular da restauração, utilizando uma moldeira personalizada e um material de poliéter de média viscosidade. A cor da gengiva é determinada com um guia de cores fabricado individualmente.

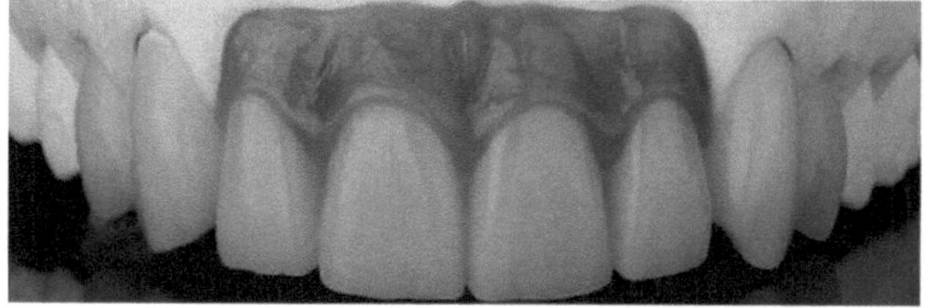

Fig. 41 - Todas as máscaras gengivais em cerâmica

As máscaras gengivais são fabricadas no laboratório, por exemplo, numa cerâmica de vidro reforçada com leucite. São utilizados materiais de caraterização especiais para personalizar as máscaras. As máscaras são coladas à restauração existente com um compósito de resina fotopolimerizável e de baixa viscosidade, de acordo com o procedimento descrito por Edelhoff et al.

Próteses gengivais

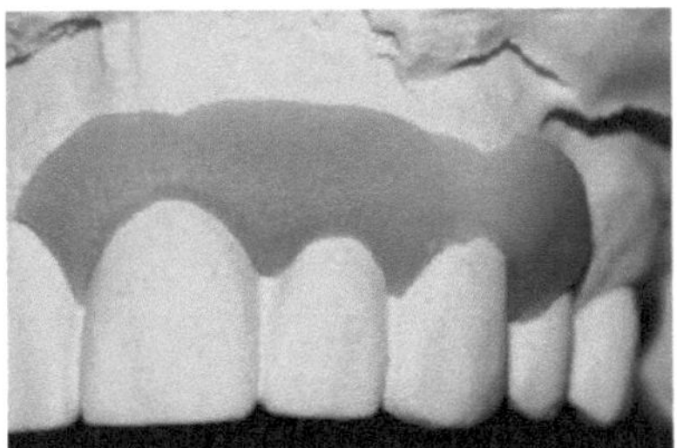

Fig 42- Próteses gengivais

As próteses removíveis da cor da gengiva feitas de materiais de silicone macio oferecem uma solução simples para a correção de grandes defeitos do rebordo alveolar que estão associados a problemas estéticos e fonéticos. Podem ser fixadas à restauração com acessórios de precisão. Em alternativa, se forem cumpridos determinados pré-requisitos, podem ser posteriormente fixados à restauração definitiva. Esta solução, no entanto, aumenta o risco de acumulação de placa bacteriana. Como o material envelhece rapidamente, a prótese tem de ser substituída com regularidade. Além disso, alguns pacientes relataram que a prótese parece um corpo estranho.

Com base em estudos clínicos clássicos, vários autores defenderam a utilização de pônticos lap de crista modificada com uma superfície convexa bem polida e lisa, que resulta num contacto suave ou sem pressão com a crista alveolar numa área muito pequena, para uma melhor preservação da saúde dos tecidos moles. No entanto, o desenho do pôntico lap de rebordo modificado tem certas limitações, dependendo do padrão de reabsorção do rebordo alveolar, e nem sempre pode ser utilizado sem comprometer a estética e as funções.

Uma vez que os factores acima mencionados são decisivos na restauração de dentes, foram desenvolvidas novas alternativas no desenho dos pônticos, dando a ilusão de que o dente substituído emerge da gengiva como um dente natural. Este desenho de pôntico ovado requer a preparação de um local recetor adequado, o que pode ser conseguido através da aplicação de técnicas modernas de preservação do rebordo, incluindo uma extração atraumática e o apoio direto do alvéolo de extração através da utilização da técnica do pôntico imediato. A inserção de um splint de resina acrílica na forma de um pôntico ovado imediatamente após a extração resultou num local recetor côncavo estético no rebordo edêntulo em ratos e foi recomendada a sua utilização em humanos para melhorar o aspeto estético anterior das FPDs.

Certas directrizes para esta técnica têm de ser cuidadosamente seguidas, incluindo a utilização de um provisório de longa duração, que tem de ser modificado várias vezes durante os primeiros meses após a remoção do dente. Para além dos relatos de casos, existem muito poucos dados científicos disponíveis até à data que indiquem a estabilidade a longo prazo dos tecidos moles pré-condicionados.

Quando foram utilizadas técnicas convencionais para a remoção de dentes, 91% das secções anteriores edêntulas do maxilar apresentavam defeitos alveolares de vários graus. Nos últimos anos, os métodos de cirurgia plástica para o aumento dos defeitos alveolares locais melhoraram muito as hipóteses de uma estética excelente das próteses parciais fixas anteriores.

Quando são utilizadas abordagens cirúrgicas para desenvolver o local recetor do pôntico ovalado, a retração primária e secundária dos enxertos é uma questão importante. Dependendo da espessura do enxerto, foi registada uma retração volumétrica que varia entre 25% (espesso) e 450/0 (muito fino). Mormann et al afirmaram que a retração foi concluída em 28 dias. Seibert verificou que a maior quantidade de retração parecia ocorrer no prazo de 6 semanas após o procedimento cirúrgico.

Como parte integrante do tratamento, o contorno do rebordo obtido por estas técnicas tem de ser remodelado como local recetor para um pôntico ovalado. Um contorno de crista adequadamente côncavo é normalmente gerado pela aplicação de uma ligeira pressão nos tecidos moles através de uma prótese provisória de longa duração, como descrito anteriormente.

Para além de numerosas descrições de casos, foram publicados muito poucos dados científicos sobre o comportamento a longo prazo das secções de crista aumentadas e a sua relação com a restauração. Em contraste com as directrizes tradicionais, o contacto prolongado do contorno basal do pôntico com o tecido mole é estabelecido para criar um perfil de emergência adequado. A aplicação de pressão no tecido mole tem de ser ajustada cuidadosamente para evitar qualquer resposta biológica desfavorável. Cavazos referiu que a pressão ligeira aplicada ao tecido do rebordo residual, criada por um sobrecontorno de 0,25 mm do pôntico, não afectaria a resposta biológica, embora um sobrecontorno de 1,00 mm resultasse num aumento da inflamação do rebordo residual.

Tripodakis e Constantinides descobriram que a hiperpressão do pôntico causa modificações morfológicas no tecido mole subjacente, resultando numa camada epitelial histologicamente mais fina e em pinos de rete mais curtos. No entanto, não foram encontrados sinais de inflamação quando os pacientes usaram o fio dental por baixo do pôntico convexo. A instrução dos pacientes sobre a utilização correcta dos procedimentos de higiene oral é, portanto, uma parte integrante do tratamento. Se estas medidas forem negligenciadas, a inflamação do tecido mole do rebordo residual é inevitável.

A relação morfológica entre o tecido mole e o contorno ósseo subjacente é um pré-requisito importante para um resultado estável a longo prazo. Tarnow et al mostraram que a presença da papila interproximal está intimamente relacionada com a distância entre a crista óssea e os pontos de contacto de dois dentes adjacentes. Idealmente, esta distância deve ser, no máximo, de 5 mm. Estes resultados confirmam a hipótese de que o contorno ósseo subjacente suporta o contorno dos tecidos moles. Jemt observou, num estudo retrospetivo de implantes unitários, que a maioria das papilas recuperou espontaneamente durante o acompanhamento clínico de 1 a 3 anos, devido ao efeito da maturação. Uma vez que não existem dados científicos fiáveis até ao momento, devem ser utilizadas restaurações provisórias a longo prazo durante, pelo menos, 6 a 12 meses, para garantir a estabilidade dos tecidos moles e aumentar a previsibilidade da restauração final.

Se as medidas de aumento forem contra-indicadas ou indesejadas, devem ser utilizadas soluções protéticas para compensar a deficiência do rebordo alveolar. Estas medidas compensam o defeito do rebordo com pônticos da cor do dente, resultando muitas vezes num desenho de pôntico desfavoravelmente longo. Obtém-se uma melhor estética se o defeito for coberto com máscaras de cerâmica rosa ou com uma prótese gengival flexível removível feita de material de silicone. Esta última opção, no entanto, aumenta o risco de acumulação de placa bacteriana e a prótese de silicone tem de ser substituída regularmente, porque o material é alterado pelo ambiente oral. Alguns pacientes sentem desconforto associado à prótese gengival, devido a uma sensação desfavorável de corpo estranho.

Devido ao facto de o método descrito implicar um tratamento mais extenso do que o necessário para a colocação de próteses parciais fixas convencionais, é necessária uma excelente colaboração do doente durante todo o período de tratamento e pós-colocação. Deve ser dada especial atenção às ideias e expectativas do doente durante a fase de planeamento e ao longo do procedimento de tratamento.

São necessários mais estudos clínicos que incidam sobre o prognóstico a longo prazo das técnicas de preservação do rebordo alveolar, bem como sobre a estabilidade a longo prazo dos aumentos do rebordo e as suas relações com a restauração.

Implantes na zona estética

Atualmente, um dos aspectos mais desafiantes da implantologia dentária é a obtenção de um resultado estético previsível. Quando os implantes adjacentes são restaurados, as coroas clínicas são normalmente mais compridas e as papilas interdentárias são mais apicais do que as papilas interdentárias dos dentes pré-existentes ou adjacentes.

A extração de um dente resulta na remodelação e perda de osso alveolar, o que pode causar deformidades no rebordo, mesmo nos casos em que não existia perda óssea prévia à volta do dente extraído. Foi demonstrado que esta perda óssea tem uma média de 4 mm na direção vestibular e pode levar a uma estética inferior à ideal. Embora as técnicas de gestão de tecidos, bem como os procedimentos de desenvolvimento do local de implantação, tenham sido defendidos para melhorar o resultado estético das próteses sobre implantes, a restauração completa do contorno dos tecidos moles perdidos, particularmente o da papila interdentária, permanece imprevisível.

A presença da papila interdental entre os dentes está diretamente relacionada com a distância entre o ponto de contacto e a crista interdental do osso. Essa distância crítica entre os dentes foi relatada como sendo de 5 mm ou menos.

Quando a distância excede os 5 mm, a presença da papila diminui significativamente. Também foi demonstrado que, quando um implante é colocado adjacente a um dente, a distância entre a crista óssea do dente e o ponto de contacto deve ser igual ou inferior a 5 mm. Atualmente, ainda não foi estabelecida a distância necessária para gerar uma papila entre dois implantes.

No entanto, tem sido referido que é necessária uma distância de 3 mm entre dois implantes para manter a altura interproximal do osso após a remodelação da largura biológica. Esta distância é medida a partir da junção implante-pilar (IAJ) de um implante para o outro. Esta distância de 3 mm entre implantes é crucial, uma vez que a manutenção do nível do osso entre dois implantes é de extrema importância para gerar uma papila.

A construção de uma restauração esteticamente agradável envolve não apenas a harmonização do tamanho, forma, posição e cor de cada dente protético com os dentes adjacentes; estabelecer a compatibilidade dos tecidos moles peri-implantares com a mucosa gengival circundante também é essencial. Isto é particularmente importante no maxilar anterior, também conhecido como a "zona estética" do ambiente oral.

O conhecimento atual está orientado para o estabelecimento de um biótipo de tecido espesso à volta dos implantes, devido à sua contribuição para o resultado estético de uma restauração suportada por implantes. Um biótipo espesso é mais resistente à recessão, oculta melhor o titânio e adapta-se melhor a diferentes posições do implante. Por conseguinte, em comparação com o biótipo fino, é preferido à volta dos implantes.

Estão disponíveis vários métodos, tais como a técnica do rolo modificada, a técnica do dedo dividido e a utilização de matriz dérmica acelular, para aumentar o tecido mole à volta dos implantes, de modo a obter uma melhor estética.[153]

CONSIDERAÇÃO OCLUSAL

As estruturas periodontais saudáveis, incluindo o cemento radicular, o ligamento periodontal e o osso alveolar, formam uma unidade funcional ou órgão. O ligamento periodontal é uma interface muito especializada entre o dente e o osso alveolar. Funciona como uma unidade estrutural, sensorial e nutritiva que suporta as funções orais normais de mastigação, deglutição, fala, etc. Possui uma rede muito densa de fibras de interconexão ligadas ao osso. As fibras supracrestais são especialmente importantes porque mantêm a posição relativa dos dentes na arcada. As fibras de colagénio do ligamento periodontal são muito densas e representam até 75% do seu volume. As chamadas "fibras de Sharpey" estão orientadas apicalmente e incorporadas tanto no osso alveolar como no cimento radicular. A dentição natural tem sido comparada, devido a estas fibras supracrestais interligadas, a contas num fio. Os dentes funcionam em conjunto, mas têm a sua mobilidade individual no alvéolo. Todo o ligamento periodontal tem características viscoelásticas. O ligamento proporciona a fixação dos dentes e também a absorção de forças. A espessura do ligamento periodontal está diretamente relacionada com as forças exercidas sobre ele.

O ligamento periodontal tem uma rede vascular e nervosa rica e densa. O ligamento contém proprioceptores para movimento e posicionamento e mecanorreceptores para toque, dor e pressão. Estes regulam a função muscular e as forças oclusais para evitar sobrecargas e danos nos dentes e no osso alveolar. O ligamento periodontal distribui e absorve as forças. Em condições fisiológicas, as forças oclusais são transferidas para o osso alveolar e, posteriormente, para a mandíbula, a maxila e todo o crânio. O processo alveolar tem uma capacidade acentuada de modelação e remodelação sob carga funcional. O processo alveolar remodela-se a uma taxa de 20% por ano. O osso basal não tem esta capacidade. O ligamento periodontal e o osso alveolar necessitam do estímulo funcional da oclusão para manterem a sua condição fisiológica e saudável.[4]

Mobilidade dos dentes

A mobilidade fisiológica do dente é o resultado das características histológicas do ligamento periodontal. A mobilidade dentária fisiológica, tanto na direção horizontal como na vertical, é diferente entre dentes com uma ou mais raízes e é determinada pela largura, altura e qualidade do ligamento periodontal.

Na direção vertical, o deslocamento é de 0,02 mm com pequenas forças até 1 N. Com forças verticais maiores, o dente é deslocado na direção apical, porque o fluido venoso e o sangue das estruturas periodontais são empurrados para as lacunas venosas e para o osso esponjoso. Demora 1-2 minutos até que o dente retorne à sua posição normal após a liberação de uma força oclusal aplicada. Isto explica o facto de a mobilidade do dente diminuir após a mastigação, ficando o dente numa posição mais apical.

Em condições saudáveis, os dentes movem-se num plano horizontal, sob uma força de 500 g, da seguinte forma (Mühlemann 1960):

- Incisivos: 0,1-0,12 mm

- Caninos: 0,05-0,09 mm

- Pré-molares: 0,08-0,1 mm

- Molares: 0,04-0,08 mm.

A mobilidade dentária também pode ser estimada utilizando o Periotest (Siemens AG, Alemanha), um dispositivo eletrónico que mede a reação do periodonto a uma força de percussão definida.

Sob cargas oclusais mais elevadas, as forças são transmitidas ao osso, resultando numa ligeira deformação do processo alveolar. A força também é transmitida aos dentes vizinhos através dos contactos interproximais.

Avaliação da mobilidade dentária

A medição exacta da mobilidade individual dos dentes (periodontometria) é necessária para fins de investigação. Clinicamente, uma estimativa da mobilidade do dente é realizada carregando o dente na direção anterolateral com dois instrumentos.

A mobilidade dos dentes pode ser registada utilizando o *Índice de Miller:*

I - até 1 mm de movimento na direção horizontal

II - mais de 1 mm de movimento na direção horizontal

III - movimento horizontal e movimento vertical excessivos.

O aumento da mobilidade também pode ser observado nas radiografias: há um alargamento do espaço periodontal sem reabsorção óssea vertical ou angular e sem aumento da profundidade de sondagem da bolsa periodontal.

Factores etiológicos da hiper e hipomobilidade

Forças oclusais excessivas ou contactos prematuros com os dentes são os principais factores etiológicos da hipermobilidade. Durante a gravidez, a mobilidade aumenta devido ao aumento do conteúdo líquido das estruturas periodontais, ao aumento da vascularização e à proliferação de capilares nos tecidos periodontais. Doenças sistémicas como o linfoma não-Hodgkin, a esclerodermia e a síndrome de Cushing podem levar a um aumento da mobilidade. A hipermobilidade pode ser observada em casos de inflamação periodontal grave (periodontite), em dentes com um suporte periodontal saudável mas reduzido (ou seja, em pacientes após um tratamento periodontal bem sucedido), ou nas primeiras semanas após a cirurgia periodontal.

A mobilidade fisiológica normal é reduzida nos idosos e na ausência de dentes antagonistas. Em casos de bruxismo e cerramento severos, a mobilidade diminui ("efeito anquilosante"). Sem antagonistas e, por conseguinte, sem estimulação funcional, os dentes ou erupcionam demasiado ou ficam anquilosados. O ligamento periodontal torna-se mais fino e não funcional. A avaliação das alterações na mobilidade oclusal pode ser útil no diagnóstico de disfunção oclusal, parafunção e na avaliação de procedimentos de tratamento oclusal.[154]

Tipos de forças oclusais

A reação do osso e do ligamento depende da magnitude, duração e direção das forças. Podem ser reconhecidos diferentes tipos de forças oclusais:

- Forças oclusais fisiologicamente normais na mastigação e na deglutição: pequenas e raramente superiores a 5 N. Fornecem o estímulo positivo para

manter o periodonto e o osso alveolar num estado saudável e funcional.

• **Forças de impacto**: principalmente elevadas, mas de curta duração. O periodonto pode suportar forças elevadas durante um curto período; no entanto, forças que excedam as capacidades de amortecimento viscoelástico do ligamento periodontal resultarão em fratura do dente e do osso.

• **Forças contínuas**: forças muito baixas (por exemplo, forças ortodônticas), mas aplicadas continuamente numa direção, são eficazes na deslocação de um dente, remodelando o alvéolo.

• **Forças de oscilação**: forças intermitentes em duas direcções diferentes (contactos prematuros com, por exemplo, coroas, obturações) resultam no alargamento do alvéolo e no aumento da mobilidade.

Trauma de oclusão

O trauma de oclusão tem sido definido como alterações estruturais e funcionais nos tecidos periodontais causadas por forças oclusais excessivas. Algumas destas alterações são adaptativas, enquanto outras devem ser consideradas patológicas. O trauma oclusal pode ser agudo, se for causado por forças de impacto externas, ou crónico, se for causado por factores oclusais internos (contactos prematuros, ranger de dentes). O trauma oclusal crónico pode ser entendido como trauma primário e secundário.

O traumatismo oclusal é o processo global pelo qual a oclusão traumática (ou seja, uma oclusão que produz forças que causam lesões) produz lesões no aparelho de fixação.

Traumatismo oclusal primário

O traumatismo oclusal primário é causado por forças excessivas e não fisiológicas exercidas sobre dentes com um periodonto normal, saudável e não inflamado. As forças podem ser exercidas sobre as estruturas periodontais numa direção (forças ortodônticas) ou sob a forma de forças de "sacudidelas".

Forças numa direção: forças ortodônticas

As forças numa direção provocam uma inclinação do dente na direção oposta ou um deslocamento do dente paralelo à força, resultando num "movimento corporal".

No ligamento periodontal, encontram-se zonas de compressão e zonas de tensão, induzindo um aumento da reabsorção. O resultado clínico é um aumento (temporário) da mobilidade. No entanto, não se verificam alterações nas fibras supracrestais, nem perda de inserção periodontal, nem aumento da profundidade de bolsa à sondagem. O aumento da mobilidade dentária é uma adaptação funcional às forças exercidas sobre o dente. Se as forças forem demasiado elevadas e acima do nível de adaptação, ocorre uma necrose asséptica na zona de tensão do ligamento periodontal, caracterizada por hialinização. Na zona de compressão, a pressão estimula os osteoclastos no osso adjacente e a parede alveolar é reabsorvida até que se forme uma nova ligação com o osso hialinizado ("reabsorção subjacente"). Na zona de tensão, ocorre a aposição óssea e a rutura das fibras de colagénio. Após a remoção da força, o ligamento periodontal reorganiza-se e, após algum tempo, desenvolve uma aparência histológica normal. Se as forças aplicadas forem demasiado elevadas, ocorre reabsorção radicular no meio dos tecidos hialinizados. Esta reabsorção continua durante um tempo variável, resultando em raízes mais curtas, frequentemente observadas após tratamento ortodôntico.

Forças de vibração

As forças de oscilação, provenientes de direcções diferentes e opostas, provocam alterações histológicas mais complexas no ligamento. Teoricamente, ocorrem os mesmos eventos (hialinização, reabsorção), no entanto, não estão claramente separados.

Não existem zonas distintas de pressão e tensão. Histologicamente, existe uma aposição e reabsorção em ambos os lados do ligamento periodontal, resultando num alargamento do espaço periodontal. Isto pode ser observado nas radiografias. Este fenómeno explica o aumento da mobilidade sem formação de bolsas, migração e inclinação.

Os fenómenos clínicos não dependem apenas da magnitude das

forças, mas também da relação coroa/raiz, da posição na arcada, da direção do eixo longo e da pressão da musculatura da língua e da bochecha. A relação inter-arcos (por exemplo, mordida profunda) influencia a extensão do trauma causado pelas forças de vibração. A hipermobilidade mantém-se enquanto as forças forem exercidas sobre o dente: não há adaptação. A hipermobilidade não é, portanto, um sinal de um processo em curso, mas pode ser o resultado de uma força de vibração anterior.

O prognóstico a longo prazo dos dentes com mobilidade aumentada é mau, e é um fator de complicação se forem usados como pilar na reconstrução protética. Um tratamento periodontal bem-sucedido leva a estruturas periodontais saudáveis, mas reduzidas. As forças de balanço exercidas sobre os dentes nessa condição resultam num aumento pronunciado da mobilidade dentária, porque o ponto de rotação (fulcro) está mais próximo do ápice do que o normal. Isso é desconfortável para o paciente e pode ser uma indicação para a imobilização dos dentes.

Traumatismo oclusal secundário

O trauma secundário da oclusão é definido como o trauma

causado por forças oclusais excessivas e prematuras em dentes com um periodonto inflamado. Várias experiências com animais e estudos clínicos epidemiológicos investigaram o papel da oclusão na patogénese da periodontite. Nos seus estudos originais, na década de 1960, Glickman (Glickman & Smulow 1967) formulou a hipótese de que os contactos prematuros e as forças oclusais excessivas poderiam ser um co-fator na progressão da doença periodontal, alterando a via e a propagação da inflamação para os tecidos periodontais mais profundos. Glickman formulou a hipótese de que a zona gengival era uma "zona de irritação" pela placa microbiana; as fibras supracrestais eram então consideradas como uma "zona de co-destruição" sob a influência de uma oclusão defeituosa.

Clinicamente, a reabsorção óssea vertical e a formação de defeitos infra-ósseos devem ser uma indicação de trauma oclusal.

Experiências com animais

As experiências em animais que investigaram a influência de uma oclusão defeituosa na progressão da doença periodontal foram publicadas por investigadores suecos entre 1970 e 1980, utilizando o modelo do cão beagle, e por investigadores americanos utilizando o modelo do macaco esquilo. Apesar das muitas questões e controvérsias que ainda subsistem, foram publicados poucos estudos em animais desde então.

Destes estudos podem ser retiradas as seguintes conclusões:

• Na ausência de inflamação marginal, as forças de agitação não induzem mais reabsorção óssea nem um deslocamento da ligação epitelial na direção apical.

• No caso de inflamação marginal (gengivite), a sobrecarga oclusal não tem qualquer influência.

• As forças de oscilação nos dentes com doença periodontal resultam em mais perda óssea e mais perda de ligação do tecido conjuntivo (Ericsson & Lindhe 1982).

• As forças de agitação induzem um deslocamento mais rápido da placa microbiana na direção apical da bolsa.

• Um único traumatismo não influencia a patogénese; as forças têm de ser crónicas.

• O tratamento da inflamação periodontal sem a eliminação dos contactos prematuros resulta numa diminuição da mobilidade dentária, num aumento da densidade óssea, mas sem alteração do nível ósseo.

• Após o tratamento periodontal com raspagem e planeamento

radicular, a presença ou ausência de prematuridades não tem

influência na repopulação microbiana de

os bolsos mais fundos.

É de referir que alguns estudos em animais não chegaram às mesmas conclusões definitivas, devido a diferenças na configuração experimental e nos diferentes modelos animais. Por conseguinte, os resultados dos estudos experimentais em animais não podem ser diretamente extrapolados para a situação humana.

Estudos clínicos epidemiológicos

Dada a complexidade da interação oclusal e periodontal e o aspeto multifatorial da patologia, foram publicados muito poucos estudos em humanos. A maioria dos estudos tem um número limitado de sujeitos e os resultados são analisados com base no sujeito e não no dente. Os estudos foram resumidos por Hallmon (Hallmon 1999). Um número de estudos epidemiológicos transversais não encontrou qualquer relação entre a presença de contactos prematuros e o aumento da profundidade de sondagem ou perda óssea, enquanto outros relataram que a mobilidade e a evidência radiográfica de um ligamento periodontal alargado estavam associadas a um aumento da profundidade de bolsa, perda de inserção e perda óssea (Jin & Cao 1992). Estudos longitudinais mais recentes (Harrel & Nunn 2001) descobriram que os dentes com contactos prematuros no exame inicial tinham uma profundidade de bolsa de sondagem mais profunda, uma maior mobilidade e um pior prognóstico. No exame de 1 ano, os dentes sem contactos prematuros originalmente, ou os dentes onde os contactos prematuros foram removidos, mostraram uma probabilidade 66% menor de agravamento da situação periodontal. Após alguns meses, os dentes com contactos prematuros mostraram um aumento da profundidade de sondagem em comparação com os dentes que receberam ajuste oclusal. Concluiu-se que os contactos prematuros são um "catalisador" na progressão da doença periodontal.

Também foi demonstrado que, no mesmo paciente, são encontrados mais agentes patogénicos periodontais nas bolsas à volta dos dentes hipermóveis do que nos dentes com mobilidade normal. Isto pode levar à hipótese de que o aumento da mobilidade altera o ecossistema na bolsa, favorecendo o crescimento destas bactérias.

Traumatismo gengival devido a oclusão

A recessão gengival pode ser provocada pelo contacto direto dos dentes com a gengiva, como acontece na sobremordida severa, em que os incisivos superiores danificam a gengiva vestibular dos incisivos inferiores. Este problema não é fácil de resolver e pode implicar tratamento ortodôntico, cirurgia ortognática ou reabilitação protética extensa que exija um aumento da dimensão vertical. Tem sido afirmado que a recessão gengival ocorre com sobrecarga funcional e/ou contactos prematuros, como na superfície vestibular dos caninos superiores onde existe uma orientação lateral íngreme dos caninos. Estas superfícies cervicais também apresentam abfracção do esmalte. Ainda existe controvérsia sobre se a sobrecarga é ou não um fator etiológico da recessão e, consequentemente, se a oclusão e a orientação lateral devem ou não ser alteradas.

A terapia oclusal pode ser usada para diminuir a carga dos dentes que perderam osso devido à doença periodontal. Os clínicos devem desenvolver as habilidades para diagnosticar o estado oclusal, usar splints (aparelhos externos colados, aparelhos intracoronários ou restaurações indiretas fundidas) para estabilidade oclusal e desenvolver técnicas para ajuste oclusal (coronoplastia). Antes de considerar o uso de splints, o clínico deve identificar a etiologia da instabilidade. Forças oclusais excessivas decorrentes de parafunção ou contactos dentários deflectivos são causas frequentes de mobilidade excessiva. Sempre que a oclusão é a causa, a terapia oclusal é sempre realizada em primeiro lugar. A terapia oclusal em dentes periodontalmente envolvidos deve produzir um padrão oclusal que carrega diferentemente os dentes individuais de acordo com o suporte ósseo periodontal de cada dente. Para além disso, qualquer inflamação do aparelho de suporte periodontal deve ser controlada antes de se tomar uma decisão sobre a ferulização.

O movimento dentário ortodôntico pode ser um benefício substancial para o paciente adulto perio-restaurador. Muitos adultos que procuram a medicina dentária restauradora de rotina têm problemas de mau posicionamento dentário que comprometem a sua capacidade de limpar e manter a sua dentição. Se estes indivíduos são susceptíveis à doença periodontal, o mau posicionamento dentário pode ser um fator exacerbante que pode causar a perda prematura de dentes específicos. O tratamento ortodôntico é benéfico para estes pacientes.

A preparação dos dentes, a moldagem, a temporização e a

cimentação durante o fabrico de uma prótese parcial fixa podem resultar em lesões pulpares. Os benefícios palpáveis dos implantes provocaram uma mudança de paradigma na medicina dentária protética e cirúrgica. A colocação de um implante dentário em vez de uma prótese parcial fixa proporciona um estímulo funcional para ajudar a preservar o osso remanescente e evitar a reabsorção, preservando simultaneamente o esmalte e a dentina dos dentes pilares adjacentes. As vantagens biológicas em relação às necessidades protéticas tradicionais incluem a preservação da dentição natural e do periodonto de suporte, a melhoria da estética, a melhoria da acessibilidade à higiene e a redução da manutenção futura.

A importância da oclusão e do seu papel na medicina dentária tem vindo a diminuir significativamente nos últimos 20 anos. O trauma oclusal como fator da doença periodontal e o seu papel na dor orofacial têm sido enfatizados em numerosos artigos. No entanto, o papel que a oclusão desempenha na medicina dentária restauradora tem vindo a ser reenfatizado. O aumento da utilização de implantes dentários e restaurações cosméticas não metálicas resultou numa maior preocupação com a gestão da força. Estas restaurações são mais sensíveis ao trauma oclusal com subsequente falha estrutural do que as restaurações tradicionais em dentes.

Consequentemente, para o dentista restaurador que pretende um elevado grau de previsibilidade no seu resultado final, é fundamental compreender a oclusão. O clínico deve saber como criar uma oclusão tendo como objetivo as seguintes directrizes:

1. Deve haver contactos simultâneos em todos os dentes durante o fecho cêntrico. Isto distribui a força de fecho por todos os dentes, em vez de alguns dentes que podem tocar primeiro.

2. Quando a mandíbula se move a partir do fechamento cêntrico, é desejável alguma forma de orientação anterior ou dos caninos, sem contato com os dentes posteriores. Essa combinação de orientação anterior e desoclusão posterior reduz a capacidade de contração dos músculos elevadores e distribui a força do movimento sobre os dentes anteriores, que recebem menos força devido ao sistema de alavanca de classe III que está sendo aplicado nessa situação. Foi demonstrado que, devido à ação da alavanca de classe III, os dentes anteriores recebem aproximadamente um nono da força de um segundo molar.

3. A orientação anterior precisa de estar em harmonia com o envelope

neuromuscular da função do paciente. A harmonia desta relação é demonstrada pela ausência de frémito e mobilidade nos dentes anteriores, pela capacidade do paciente para falar clara e confortavelmente, e pela sensação geral de conforto do paciente com a sobremordida, e pela orientação criada durante a mastigação e quando mantém a cabeça numa postura vertical.

4. A oclusão deve ser criada numa dimensão vertical que seja estável para o paciente. É geralmente aceite que a dimensão vertical existente no paciente é o equilíbrio entre as forças eruptivas dos seus dentes e o comprimento contraído repetitivo dos seus músculos elevadores. Foi demonstrado que a dimensão vertical pode ser alterada sem que se sinta dor nos músculos e articulações. No entanto, se esta alteração alongar a fáscia pterigomassetérica para além da sua capacidade de adaptação, o paciente não manterá a alteração vertical e fechará a dimensão vertical oclusal através da intrusão dos dentes.

5. Ao tratar uma oclusão patológica ou ao restaurar uma oclusão completa, é necessária uma posição de referência condilar repetível. A *relação cêntrica,* definida como a posição condilar mais superior, fornece esse ponto de partida. A relação cêntrica demonstrou ser

reproduzível em várias consultas, permitindo ao clínico criar a oclusão indiretamente num articulador e devolvê-la à mesma posição de referência na boca. É a única posição que demonstrou interromper a contração do músculo pterigoide lateral. Por ser uma posição de borda, qualquer movimento mandibular fará com que o côndilo se mova inferiormente.

Por conseguinte, é a única posição a partir da qual pode ser criada uma oclusão sem interferências.

Para gerir a oclusão como descrito aqui, o clínico deve ser capaz de fazer moldes precisos, usar um arco facial e criar registos de relação cêntrica para que a informação possa ser transferida para um articulador adequado. Embora os detalhes destes procedimentos estejam fora do âmbito deste capítulo, eles são uma parte rotineira de qualquer plano de tratamento restaurador e devem ser dominados para que o clínico obtenha um sucesso restaurador previsível a longo prazo.[155]

Oclusão em implantologia dentária[156]

A função pretendida das restaurações suportadas por implantes é restaurar dentes em falta e elementos perdidos da dentição, manter ou restaurar a forma, a função e a estética e otimizar a longevidade da dentição restaurada ou remanescente. Os implantes e os seus alojamentos ósseos têm de ser planeados e colocados de forma a suportar as exigências funcionais e parafuncionais da carga oclusal. Os conceitos de restauração oclusal que evoluíram através da reconstrução suportada por próteses completas e dentes fixos estão a ter de ser repensados com o desenvolvimento e os avanços contínuos da implantologia dentária.

Em muitos casos, os clínicos parecem estar a aplicar paradigmas transferidos da oclusão na dentição natural, baseando os tratamentos em decisões empíricas contínuas no planeamento do tratamento e, muitas vezes, parecem estar a fazer experiências com o tratamento. Os conceitos recentes de substituição de arcadas completas em quatro ou três implantes, implantes angulados e suporte de cargas oclusais em substitutos ósseos estão a desafiar os paradigmas anteriores e o clínico encontra-se muitas vezes num dilema quanto à distribuição, angulação e posição mais adequadas dos implantes, particularmente se o objetivo for uma abordagem baseada em evidências. Em termos de planeamento e tratamento baseados em provas, os clínicos carecem de provas suficientes a muitos níveis e continuam a ter mais perguntas do que respostas.

Uma consideração preliminar da anatomia natural da dentição, da oclusão e dos mecanismos de suporte alveolar é útil para fornecer uma perspetiva do planeamento e da função futura das restaurações implanto-suportadas concebidas para substituir elementos em falta na dentição e no alvéolo.

Princípios da oclusão

Evolução da dentição

A dentição humana parece ter evoluído através de macacos omnívoros e de várias gerações de hominídeos ao longo de um período de seis milhões de anos. Os molares dos macacos e dos hominídeos não sofreram alterações significativas. Os caninos, já não utilizados para matar as presas, tornaram-se mais pequenos, enquanto os incisivos mantiveram uma forma semelhante.

Distribuição da força no esqueleto facial

Os dentes posteriores trituram e preparam os alimentos durante a mastigação para a digestão e estabilizam a mandíbula para a deglutição. O crânio foi concebido com intercuspidação posterior, fornecendo suporte oclusal posterior, com aplicação de força máxima na base zigomática acima do primeiro e segundo molares. Na maxila, os seios nasais e as cavidades nasais estão localizados diretamente acima dos ápices dos dentes, sendo as forças de oclusão distribuídas perifericamente ao longo do aspeto facial da maxila e da pré-maxila através de uma carga no plano. Os dentes na mandíbula são suportados por tecidos periodontais no osso alveolar, rodeados por corticais mandibulares mais espessas. Todos os dentes maxilares e mandibulares, com exceção da mandíbula posterior, têm geralmente placas vestibulares muito finas. As áreas posteriores de carga máxima tendem a ser mais trabeculadas do que as anteriores, particularmente na mandíbula. Os dentes anteriores são usados para incisão e preparação de alimentos com sobreposição vertical e horizontal variando entre as relações de Classe I, II e III numa ampla gama de distribuição normal.

Desafio de adaptação dos implantes

A restauração da dentição com implantes em forma de parafuso de titânio no osso alveolar residual que suporta próteses parciais fixas (FPDs) desafiou significativamente o potencial adaptativo deste sistema complexo. As FPDs esplintadas anteriormente com cantilevers distais, os implantes em seios maxilares aumentados e as múltiplas permutações de possíveis opções de comprimento, diâmetro, distribuição, inclinação e pôntico dos implantes constituem desafios adicionais ao potencial adaptativo de cada caso individual e às capacidades de diagnóstico e prognóstico do clínico confrontado com estas múltiplas opções, que muitas vezes não são apoiadas por investigação científica adequada.

Componentes principais da oclusão e sua interação

A oclusão pode ser vista como sendo constituída por três elementos básicos: suporte posterior, dimensão vertical oclusal (DVO) e orientação excêntrica ou anterior.

Apoio posterior

Os dentes posteriores fornecem o suporte oclusal posterior que suporta as forças muitas vezes consideráveis da mastigação, deglutição e parafunção oclusal, e mantém a dimensão vertical oclusal.

Orientação excêntrica

A orientação excêntrica é a relação de contacto dinâmica dos dentes à medida que deslizam voluntariamente da máxima intercuspidação (MI) para as relações de bordo a bordo em todas as excursões. Isto também guia os ciclos mastigatórios reflexos para a máxima intercuspidação MI e é o local onde ocorre a parafunção oclusal excêntrica.

Parafunção

A parafunção oclusal excêntrica pode gerar cargas extremamente elevadas e potencialmente destrutivas, suficientes para desgastar os dentes, fraturar coroas e raízes, descimentar ou partir FPDs, deslocar ou partir parafusos de pilares, fraturar porcelana ou superestruturas, traumatizar o osso de suporte e partir implantes. As considerações para o planeamento devem centrar-se na minimização dos potenciais efeitos destrutivos deste fenómeno comportamental destrutivo sobre o qual sabemos muito pouco.

Orientação anterior

O grau de sobreposição vertical e horizontal determina se os dentes anteriores excluem os posteriores em protrusão e se o lado que trabalha exclui o lado que não trabalha em excursões laterais e lateroprotrusivas. Quando os dentes anteriores excluem os dentes posteriores em todas as excursões, isto tem sido chamado de "exclusão anterior" e "proteção mútua". A proteção mútua é descrita como os molares protegendo os anteriores em MI e os dentes anteriores protegendo os posteriores em excursões.

Proteção mútua

Não há evidência filogenética de que isto seja uma consequência da especialização evolutiva. Os caninos serviam para matar presas e os incisivos para rasgar carne ou descascar fruta, e não para proteger os dentes molares durante a parafunção oclusal. Também não parece haver qualquer evidência convincente de que a Classe II Divisão I, a Classe III e outras dentições sem desoclusão anterior, tenham maior morbilidade ou maior incidência de desordem temporomandibular (DTM), parafunção oclusal ou perda dentária. Isto é relevante no planeamento de oclusões suportadas por implantes e na interação dos dentes posteriores e anteriores com os implantes.

Proteção mútua e exclusão anterior

A proteção mútua e a desoclusão anterior são consideradas esquemas oclusais de restauração desejáveis na prótese fixa suportada por dentes. Os mecanismos de proteção neuromuscular e a vantagem mecânica de uma alavanca de Classe III reduzem a carga oclusal, a parafunção e as DTMs. A aplicação destes mesmos princípios aos implantes é problemática. Os implantes são, na maioria das vezes, suportados por placas vestibulares finas que não têm receptores periodontais e podem ser susceptíveis de perda óssea cervical com sobrecarga oclusal. As considerações variam entre dentições mistas e suportadas por implantes e entre restaurações fixas totalmente suportadas por implantes. Nas dentições mistas e implanto-suportadas, é necessário decidir se os dentes excluem os implantes ou se os implantes ou os dentes e implantes suportam a orientação excursiva, e se as restaurações são independentes ou esplintadas. As considerações biomecânicas locais podem ultrapassar os supostos benefícios teóricos da proteção neuromuscular da desclusão anterior e da proteção mútua. As considerações sobre a desclusão são complicadas pela esplintagem da arcada completa, em que os segmentos anterior e posterior já não são elementos independentes, mas fazem parte de uma estrutura rígida com diferentes propriedades biomecânicas.

Determinantes protéticos em interação

A interação dos vários determinantes da oclusão também afectará o planeamento da localização, dimensões, inclinação, suporte e desenho oclusal do implante. A apresentação estética dos dentes em repouso e a sorrir determina o comprimento das coroas maxilares. A dimensão vertical determina a distância interarcos, a relação coroa/implante e o espaço da altura da coroa. As relações esqueléticas e residuais ântero-posteriores e do rebordo buço-lingual determinam o grau de inclinação do implante, a carga fora do eixo ou a necessidade de aumento ósseo. O planeamento das dimensões, distribuição, inclinação, suporte, desenho da superestrutura e esquemas oclusais dos implantes deve, por conseguinte, ter em conta estas várias interacções. Estes requisitos são específicos de cada caso e devem ser concebidos para proporcionar um apoio posterior adequado numa dimensão vertical oclusal apropriada, com uma orientação excêntrica que distribua de forma óptima os efeitos potencialmente destrutivos da parafunção oclusal excursiva. A utilização adequada de preparações de diagnóstico, guias radiográficas e cirúrgicas, restaurações provisórias e modalidades de restauração e cirurgia de montagem cruzada podem ajudar a facilitar esta tarefa clínica difícil.

Distribuição da força oclusal - dentes versus implantes

Os dentes estão suspensos no alvéolo com tecidos periodontais; podem ser deslocados 25-100 lm verticalmente e 56-108 lm bucolingualmente e mantêm o alvéolo em resposta à carga funcional habitual. A carga excessiva causa trauma no local da compressão com subsequente reparação e alargamento do ligamento periodontal (PDL). Os dentes com suporte normal respondem às forças de oscilação da sobrecarga oclusal com reabsorção, reparação, alargamento do espaço periodontal e aumento da mobilidade; na ausência de inflamação periodontal, não há perda apical de inserção. Este é um processo reversível. No entanto, a combinação de uma lesão traumática com periodontite causa um aumento da perda óssea irreversível.

Os implantes estão mais rigidamente fixados ao osso e podem ser deslocados 3-5 lm verticalmente e 10-50 lm lateralmente. A integridade da interface é mantida num estado estável pela "remodelação" óssea como um processo contínuo de microtrauma e reparação. Os implantes não têm a capacidade adaptativa dos dentes para desenvolverem uma mobilidade aumentada reversível quando carregados. Os conceitos actuais são contraditórios no que diz respeito à resposta peri-implantar à sobrecarga oclusal. Foi proposto um fenómeno de microtrauma de fadiga como o processo de perda óssea cervical e progressiva como "modelação" óssea devido a uma carga oclusal excessiva. Quando a taxa de microdanos por fadiga excede a taxa de reparação, o osso cervical perde-se irreversivelmente. A carga cíclica dinâmica de tíbias de cães e coelhos mostrou uma perda óssea cervical semelhante à perda óssea cervical saucerizada na situação clínica.

A sobrecarga oclusal com restaurações em superoclusão extrema mostrou uma perda completa de integração nos babuínos, enquanto que pequenas quantidades de supraoclusão não mostraram perda óssea. Os modelos de carga estática com molas entre implantes adjacentes não mostraram qualquer evidência de perda óssea marginal nos locais de teste ou de controlo, com maior densidade óssea e contacto osso-implante mineralizado adjacente aos implantes carregados, o que se interpreta como sendo o resultado de uma remodelação adaptativa à força aplicada. Um estudo em macacos com trauma mecânico repetitivo não mostrou qualquer efeito histológico na perda óssea peri-implantar induzida por ligaduras, quer em locais de implantes saudáveis quer em locais de implantes doentes, após quatro meses. Num modelo recente de cão beagle, a peri-implantite induzida por ligaduras com sobrecarga oclusal causou mais perda óssea marginal do que a peri-implantite isolada. Na presença de inflamação peri-implantar induzida pela placa, a sobrecarga agravou a reabsorção óssea induzida pela placa e aumentou a perda óssea nos lados vestibular e lingual do implante. A osseopercepção e a presença de mecanorreceptores na interface osso-implante foram recentemente demonstradas, apoiando a hipótese da presença de feedback sensorial de implantes carregados.

Estudos biomecânicos

São utilizadas várias modalidades físicas e matemáticas para simular a carga oclusal. Estas incluem modelos fotoelásticos de 2 e 3-D, análise de extensómetros e análise de elementos finitos de 2 e 3-D. Embora cada uma tenha vantagens e fraquezas inerentes, elas demonstram essencialmente pontos ou áreas de concentração de tensão relativa em superestruturas modeladas, implantes e estruturas de suporte. Alguns quantificam o grau de tensão e relacionam-nos com valores calculados de sobrecarga de fadiga em modelos de deformação óssea. Observa-se alguma correlação com os resultados clínicos e animais, uma vez que todos mostram um aumento da concentração de tensão cervical com o aumento do grau de carga, da inclinação fora do eixo e dos momentos de flexão. Embora não sejam diretamente aplicáveis, têm valor para indicar graus relativos de risco biomecânico para diferentes situações de carga.

Esparadrapo

A questão da esplintagem é relevante para a discussão da oclusão. A conexão dentária, particularmente de dentes móveis, tem sido considerada vantajosa para aumentar a resistência coletiva da superestrutura esplintada às forças laterais, que pode ser ainda mais reforçada por esplintagem não colinear ou transversal à arcada. Este conceito é desafiado de várias maneiras quando se considera a esplintagem de dentes a implantes ou a esplintagem de implantes adjacentes. A conexão de dentes e implantes tem sido confundida pela potencial sobrecarga do implante devido à resiliência diferencial, pelo problema da recuperabilidade de uma conexão rígida e pela potencial intrusão do pilar do dente com uma conexão não rígida. A conexão ao implante, particularmente com uma relação coroa/implante desfavorável, tem sido associada a um aumento das cargas de torque e dos momentos de flexão no implante, no pilar, na coroa e no osso de suporte. A flexão mandibular e a possibilidade de recuperação para reparar superestruturas danificadas são consideradas quando se decide sobre a arcada completa ou unidades segmentares esplintadas. Numa revisão sistemática das ligações entre dentes e implantes, a intrusão dos dentes do pilar ocorreu numa ligação não rígida em 5,2% dos casos.

Ocorreram falhas nos implantes (mobilidade ou fracturas) (3,4 por cento) em cinco anos e 15,6 por cento após 10 anos. Perderam-se dentes pilares (3,2 por cento) após cinco anos e 10,6 por cento após 10 anos. A taxa de sobrevivência da FPD ligada ao dente e ao implante foi de 94,1 por cento após cinco anos e de 77,8 por cento após 10 anos. As conclusões foram que a solução autónoma é a principal opção de escolha. Para evitar a intrusão dos dentes do pilar, a ligação, se efectuada, deve ser rígida. Noutra revisão que comparou o sucesso de implantes com FPDs suportadas por implantes versus implantes-dentes, a taxa de sucesso foi mais elevada para o suporte de implantes isolado, com 97% para o suporte de implantes e 89%, respetivamente, sem diferença estatística para FPDs suportadas por implantes-dentes. Alguns autores defendem a separação das superestruturas mandibulares na linha média e citam a flexão mandibular como uma potencial fonte de morbilidade distal do implante em restaurações de arcada completa. No entanto, muitos estudos de resultados que relatam elevadas taxas de sucesso não identificaram este fator ou implantes falhados como uma consideração na perda óssea.

Considerações sobre a substituição de dentes posteriores por próteses parciais fixas implanto-suportadas

Apoio posterior reduzido

Quando os dentes posteriores se perdem progressivamente, esta situação pode ser restaurada com FPDs suportadas por dentes, ou pode continuar a funcionar com pré-molares oclusivos como uma arcada dentária encurtada. Quando o osso de suporte é inadequado ou a extensão do pilar é demasiado grande, pode ser considerada necessária a colocação de unidades adicionais suportadas por implantes.

Perda de suporte posterior: múltiplas permutações de restauração

Com a perda de todos os molares e pré-molares, as opções de restauração disponíveis permitem múltiplas permutações de disposições de implantes, comprimentos, angulações e desenhos de superestrutura. A altura do rebordo residual, a densidade óssea, a morfologia do seio maxilar e as relações com o nervo alveolar inferior são factores determinantes significativos. As opções variam desde implantes pré-molares únicos mínimos ou um implante pré-molar único ligado ao canino natural adjacente, até combinações crescentes de 2, 3 ou 4 implantes posteriores. Estes podem ser adjacentes, ligados ou únicos, ou podem ser espaçados para pônticos interpostos ou para a inclusão de cantilevers distais ou mesiais. O aumento do seio maxilar, o aumento horizontal e vertical do rebordo alarga ainda mais o leque de opções clínicas. As considerações biomecânicas surgem com a inclinação axial ou não axial do implante e a relação coroa/implante. A mudança de paradigmas elimina a necessidade de fornecer suporte molar apenas para evitar a sobrecarga das articulações temporomandibulares com o reconhecimento emergente da arcada dentária mais curta.

O médico é constantemente confrontado com o dilema de qual destas múltiplas opções aplicar e tem de confiar nas melhores provas disponíveis no momento. Uma vez que muitas destas modalidades não estão isoladas em ensaios clínicos, esta evidência é infelizmente escassa. Consequentemente, a tomada de decisões clínicas tem de ser feita de forma mais subjectiva, tendo em conta a idade do doente, os factores psicossociais, comportamentais e socioeconómicos, e incorporar necessariamente os preconceitos cognitivos e pessoais, a educação e a experiência de cada clínico.

Número de implantes

Os estudos de resultados clínicos geralmente não isolam as variáveis protéticas e do pilar. Assim, embora sejam relatadas elevadas taxas de sucesso de FPDs parcialmente edêntulas de 95% aos 10 anos, a distribuição, o número, o comprimento e o diâmetro do pilar não são especificados. Um estudo de boca dividida, restaurando casos de Classe I de Kennedy mandibular, comparou dentes rígidos posteriores de curto alcance com FPDs ligadas a implantes, com FPDs solitárias contralaterais em dois implantes. As taxas de sucesso cumulativo aos 10 anos foram de 88,4% para as FPDs dente-implante, sem diferença de resultados em comparação com as FPDs contra-laterais suportadas por implantes. Sessenta e nove implantes foram utilizados no início. Outro estudo não mostrou qualquer diferença entre 2 e 3 implantes aos cinco anos. Uma revisão sistemática de quadrantes posteriores restaurados com aumentos de seio analisou 39 / 252 artigos (3 RCTs) com 6913 implantes em 2046 indivíduos. Mostraram taxas de sobrevivência global do implante de 92% nos 39 artigos, em que 96% eram superfícies rugosas e 86% eram superfícies maquinadas.

Os resultados dos implantes mandibulares posteriores de largura curta variam entre os estudos, oscilando entre 67-100%. As co-variáveis da técnica cirúrgica, superfície do implante, volume e densidade óssea podem obscurecer o efeito do comprimento e diâmetro do implante. Os estudos posteriores a 1997, tendo em conta a densidade óssea e o acabamento da superfície com microtextura versus co-variáveis maquinadas, apresentam taxas de sobrevivência comparáveis para implantes de comprimento curto e padrão. A co-variável da superfície do implante de maquinada para microtextura melhorou significativamente o prognóstico dos implantes curtos e largos. Assim, são apresentadas taxas de sucesso comparáveis para opções mínimas e máximas. A tomada de decisões clínicas terá de ser orientada por factores específicos do paciente, incluindo factores psicossociais e socioeconómicos ou subjectivos, tais como a preferência individual do paciente relativamente à eficiência mastigatória, estética e conforto. As combinações protéticas com resultados clínicos insuficientes incluem situações com um único implante maxilar distal ligado a um canino natural ou a FPDs anteriores, restaurações posteriores suportadas por implantes de longo alcance, implantes como pilares de cais numa FPD com pilares de dentes naturais periféricos, rácio coroa/implante excessivo >1:1, angulações extremas fora do eixo >30° e factores ósseos variáveis.

Considerações sobre a dimensão vertical oclusal (DVO)

A perda de suporte posterior pode resultar em sobreinclusão

213

posterior e perda da dimensão vertical oclusal da oclusão. A restauração de dentes posteriores pode necessitar de aumentar a DVO para aumentar a distância posterior entre as cristas, aumentando o espaço vertical da coroa para conveniência protética e estética melhorada. Em alternativa, com uma perda óssea vertical grave, uma distância inter-crista excessiva e uma relação coroa/implante desfavorável, as considerações podem ser direccionadas para a diminuição da DVO, com a devida consideração da exposição reduzida do dente para fins estéticos. Quando os determinantes esqueléticos e estéticos predizem uma sobreposição vertical anterior grave, pode considerar-se a necessidade de aumentar a dimensão vertical oclusal e aplanar as inclinações de orientação excursivas para reduzir os vectores de carga lateral e deve ponderar-se o potencial para um aumento da relação coroa/implante e o compromisso adicional de restauração de toda uma arcada dentária.

Orientação Excursiva

As considerações relativas à orientação excursiva variam entre as modalidades de implantes mistos parcialmente edêntulos e totalmente edêntulos. Em situações parcialmente edêntulas, quando os dentes anteriores permanecem com bom suporte ósseo, podem ser utilizados para excluir implantes posteriores em protrusão. Caninos ou incisivos fortes e saudáveis podem guiar o movimento lateral, excluindo os implantes posteriores e separando o contacto não funcional, em conformidade com os paradigmas convencionais dentários testados. Quando são necessários implantes anteriores para suportar o contacto protrusivo em excursão, surgem questões sobre quantos implantes são necessários, que comprimentos e diâmetros são indicados, até que ponto os implantes podem ser inclinados para fora do eixo e se é necessário aumentar o osso bucal. Aplicam-se considerações semelhantes à orientação lateral, quando é necessário utilizar implantes posteriores para a orientação de trabalho na ausência de uma orientação adequada do dente natural.

Devem ser tomadas decisões sobre se a carga lateral deve ser distribuída por todo o contacto do lado de trabalho na função de grupo, até onde a função de grupo se deve estender distalmente ou onde o paradigma tradicional de orientação anterior deve ser considerado.

Os estudos de resultados disponíveis são insuficientes para ajudar a tomar estas decisões. Também aqui a maioria dos estudos de resultados não consegue isolar os parâmetros clínicos relevantes. Muitos artigos sobre técnicas clínicas referem-se a factores estéticos em restaurações anteriores suportadas por implantes. Os estudos biomecânicos mostram que a carga fora do eixo e o aumento da sobreposição vertical aumentam os vectores de carga facial com maiores concentrações de tensão cervical e facial. Outros estudos clínicos mostram a presença de crateras faciais juntamente com a perda óssea interproximal.

Não é claro se o suposto benefício neuromuscular atribuído à exclusão anterior e à proteção mútua na dentição natural se aplica à orientação protrusiva anterior suportada por implantes. Embora seja reconhecido um mecanismo osseoperceptivo, a sua contribuição para uma função protetora neuromuscular anterior é desconhecida. Além disso, o fino suporte ósseo vestibular e a diferente ligação e resposta à carga da interface implante-osso, em comparação com a PDL natural, tornam duvidoso o conceito de exclusão protrusiva como elemento protetor para dentes posteriores ou implantes. Esta incerteza aplica-se também à orientação dos caninos, onde os implantes que cobrem o osso vestibular na região dos caninos superiores não parecem ter as mesmas propriedades biomecânicas e sensoriais que os caninos naturais.

Quando os factores estéticos e esqueléticos o predizem, a orientação para restaurações anteriores suportadas por implantes pode ser inevitável.

Nestes casos, deve considerar-se a distribuição de contactos múltiplos, o comprimento máximo do implante, a resistência óssea optimizada e a imobilização dos implantes adjacentes para reduzir a morbilidade potencial. A ação de alavanca da Classe III do encerramento mandibular pode desempenhar um papel na redução da carga, mas cada caso teria de ser planeado de acordo com os determinantes clínicos individuais (ICDs). Muitas vezes é difícil escolher entre uma ligeira desoclusão anterior suportada por implantes ou uma orientação protrusiva plana com contactos posteriores simultâneos. Aderir aos paradigmas tradicionais com uma desoclusão ligeira é tentador, no entanto, não existem provas que suportem qualquer uma das abordagens, ou muitos dos outros dilemas clínicos acima descritos.

Nas relações esqueléticas de Classe II Divisão I ou Classe III, a orientação protrusiva e de trabalho beneficiaria de inclinações de orientação aplanadas com uma distribuição óptima da carga de excursão no maior número possível de pilares, com contactos de orientação suaves e uniformes para minimizar o risco biomecânico desfavorável.

O bruxismo deve ser diagnosticado e tratado como um fator de risco adicional e complicador. A utilização de uma tala nocturna de arcada completa pode ser benéfica para reduzir a potencial sobrecarga da parafunção nocturna. Apesar do facto de algumas revisões mostrarem que o bruxismo não está relacionado com a morbilidade do osso de suporte, o seu potencial para criar complicações na superestrutura e na pilha de implantes é muito real. Assim, o senso comum, temperado com factores psicossociais e socioeconómicos do paciente, deve ser o fator determinante para a tomada de decisões no planeamento do tratamento e no desenho oclusal.

A evidência e a história de parafunção oclusal é um fator significativo no planeamento da orientação excursiva e na criação de um esquema oclusal com pilar e suporte ósseo optimizado para minimizar as forças potencialmente destrutivas do bruxismo. Deve ser considerado o aplanamento das inclinações de orientação, o aumento do número de implantes e do suporte ósseo, a redução da dimensão vertical oclusal para diminuir a relação coroa/raiz e a minimização das superfícies oclusais de porcelana sem comprometer excessivamente a exposição do dente.

Considerações sobre desdentados totais

Os desenhos originais "ad modum Branemark" com distribuição interforaminal de implantes mandibulares e distribuição pré-maxilar maxilar com cantilevers distais mostraram elevadas taxas de sucesso a longo prazo e imitaram frequentemente

a arcada dentária mais curta. As opções alargadas para o aumento do seio e o aumento do número de implantes posteriores permitem mais pilares posteriores com o segmento anterior suportado por pônticos anteriores de canino a canino. Isto facilita um maior controlo estético, mas pode criar um cantilever anterior alargado. São defendidas opções alternativas de 4, 5, 6, 8 ou 10 implantes por arcada e criam dilemas de planeamento do tratamento entre opções mínimas e máximas.

A tomada de decisões para o planeamento do tratamento deve basear-se em factores psicossociais, psicofisiológicos e económicos específicos do doente e reger-se pelas preferências informadas do doente relativamente às opções disponíveis. Para este efeito, a necessidade urgente de estudos de resultados a longo prazo de alto nível para um planeamento adequado baseado em provas e para a determinação do prognóstico nunca foi tão premente.

No planeamento de desdentados totais, a interação das relações esqueléticas, das relações do rebordo residual, da dimensão vertical, da anatomia de suporte, da distância interarcos e dos factores estéticos da orientação do plano oclusal, da exposição dos dentes e do suporte labial são determinantes importantes para o planeamento do posicionamento do implante, do suporte e do desenho do esquema oclusal. A sua interação deve ser estabelecida previamente com a aplicação adequada de preparações de diagnóstico para facilitar as guias radiográficas e cirúrgicas. Cada caso deve ser planeado de acordo com a sua própria combinação particular de determinantes clínicos individuais.

Os objectivos orientadores do tratamento devem ser aqueles que são delineados como os parâmetros orientadores da prótese dentária, como a restauração e manutenção da saúde, forma, função, conforto e estética. Os princípios orientadores da restauração oclusal devem ser a criação de uma oclusão posterior adequada para suportar as forças de mastigação, deglutição e parafunção oclusal, numa dimensão oclusal vertical óptima, com orientação excursiva adequada à base de suporte planeada dos implantes dentários integrados.

CONSIDERAÇÃO ESPECIAL

Restauração de dentes com raiz ressecada:

Embora a disponibilidade da terapia com implantes tenha reduzido bastante a frequência com que os dentes amputados de raiz são salvos, eles ainda são um modo viável de tratamento. As alterações estruturais são criadas na restauração destes dentes devido à quantidade de estrutura dentária perdida no processo de ressecção. A preparação conservadora do dente mantém o máximo possível do dente remanescente, mas as linhas de acabamento supragengivais ou subgengivais minimamente preparadas resultantes requerem uma exposição adicional de metal na restauração final. Pode ser indicado um pino e um núcleo fundidos para criar uma base adequada para a restauração final. Como as raízes remanescentes são frequentemente muito finas mesiodistalmente, é difícil cimentar pilares pré-fabricados e ter um volume adequado para colocar um núcleo de fundação na mesial e distal do pilar. Este problema é evitado com a restauração de pino e núcleo fundidos numa só peça.

Outra área de preocupação ao restaurar estes dentes é o desenvolvimento de contornos apropriados para o acesso à higiene. A principal preocupação é evitar qualquer convexidade de contorno excessivamente pesada que impeça o acesso. Facialmente e lingualmente, os contornos devem ser essencialmente uma linha reta a partir da margem coronalmente, enquanto que interproximalmente, o contorno emerge da margem como uma linha reta ou é ligeiramente convexo à medida que se inclina até ao ponto de contacto. As áreas interproximais dos dentes amputados e hemiseccionados apresentam frequentemente concavidades superficiais no tronco radicular, e essas áreas não podem ser limpas adequadamente com o fio dental, pois este irá atravessar a concavidade. A forma de embrasura gengival criada na restauração deve ser canelada nestas áreas para que a superfície possa ser acedida com uma escova interdentária.

A estética não é normalmente uma grande preocupação, a não ser que o dente em questão seja um molar superior com uma amputação da raiz mesiovestibular e o paciente tenha um sorriso largo. A solução é criar uma raiz mesiovestibular artificial com o contorno normal da coroa coronal a ela e uma furca feita de material de restauração que é facilmente limpo com uma escova interdental.

Coloca a tala*:*

A terapia de esplintagem pode ser aplicada com aparelhos

externos colados, aparelhos intracoronários ou restaurações indirectas fundidas para unir vários dentes com o objetivo de melhorar a estabilidade dentária. Os dentes instáveis podem dever-se à falta de suporte periodontal devido à perda óssea, à falta de suporte devido à perda de dentes ou à necessidade de esplintar dentes pilares para suportar pônticos. As indicações para a aplicação de talas são a mobilidade dos dentes que está a aumentar ou que prejudica o conforto do paciente, a migração dos dentes ou próteses em que são necessários vários pilares. Antes de considerar a aplicação de um splint, a etiologia da instabilidade deve ser identificada. Forças oclusais excessivas decorrentes de parafunção ou contactos dentários deflectivos são causas frequentes de mobilidade excessiva. Sempre que a oclusão é a causa, a terapia oclusal é sempre realizada em primeiro lugar. A mobilidade é então avaliada ao longo do tempo para determinar se se resolve antes de se considerar a aplicação de uma tala. Além disso, qualquer inflamação do aparelho de suporte periodontal deve ser controlada antes de se tomar uma decisão sobre a ferulização, pois a inflamação pode produzir mobilidade na presença de forças oclusais normais e suporte periodontal normal. Quando os dentes são esplintados, todos os dentes no splint compartilham a carga oclusal até certo ponto. A rigidez do splint e o número de dentes utilizados determinam como as forças

são distribuídas. A indicação mais comum para a aplicação de um splint

em dentes móveis é para melhorar o conforto do paciente e

proporcionar um melhor controlo da oclusão se os dentes anteriores

forem móveis. É fundamental que o comprimento adequado da coroa

dos dentes que estão a ser esplintados seja assegurado, para que os

conectores interproximais não colidam com a papila interdentária.

Além disso, é necessário um espaço adequado entre o conetor e a papila

para o acesso com fio dental anteriormente e uma escova interproximal

nos dentes posteriores.

Cirurgia estética anterior*:*

A importância da gengiva em relação à estética anterior tem sido

bem documentada. Vários métodos para alterar os níveis gengivais têm

sido descritos, incluindo gengivectomia, retalhos deslocados

apicalmente com recontorno ósseo e o uso da ortodontia para posicionar

a gengiva apicalmente ou coronalmente através da intrusão ou extrusão

dos dentes. Sempre que uma alteração nos níveis gengivais é

contemplada, o resultado esperado deve ser comunicado ao paciente

para determinar se a cirurgia planeada é aceitável. As imagens de computador podem ser utilizadas para fornecer ao paciente um plano visual do resultado estético final. No entanto, o processo de obtenção de imagens não permite que o dentista ou o paciente incluam a dinâmica do movimento dos lábios na avaliação das alterações propostas. As imagens de computador fornecem informação suficiente para representar com precisão o resultado final quando a cirurgia planeada vai alterar a gengiva de um ou dois dentes, deixando os níveis gengivais dos dentes adjacentes na sua posição atual.

No entanto, quando a cirurgia vai envolver muitos ou todos os dentes anteriores e resultar na deslocação da gengiva vários milímetros, na medida em que um retalho vai ser levantado e os níveis ósseos alterados, é desejável um guia adicional antes da cirurgia. A construção destas guias diretamente sobre um molde de gesso é o método mais fácil e menos demorado. Antes de construir a guia, o planeamento do tratamento é concluído para determinar a posição desejada do bordo incisal e o nível gengival dos tecidos. Isto estabelece a quantidade de exposição do dente em repouso e no sorriso completo. A informação é transferida para um molde em pedra dos dentes do paciente e a forma pretendida das margens gengivais para cada dente é desenhada no molde. A posição do bordo incisal existente de cada dente é utilizada como referência para estabelecer o nível gengival pretendido. Uma faceta de resina composta ou acrílica é então construída sobre o molde, estendendo-se gengivalmente até à posição desejada do tecido. A guia da faceta também pode ser prolongada incisalmente até à posição desejada do bordo incisal, de modo a que a informação também possa ser incluída na faceta. A faceta é aparada, polida e experimentada na boca do paciente. Quando o paciente aprova os níveis gengivais estabelecidos com a guia, a correção gengival pretendida pode ser concluída utilizando a guia de facetas como uma férula cirúrgica. Além de localizar as incisões iniciais no nível correto, a guia também pode ser utilizada após a reflexão do retalho para ajudar no recontorno ósseo, assegurando a largura biológica adequada e a profundidade do sulco na nova posição gengival. O cirurgião recoloca o retalho no fecho ao nível gengival estabelecido com a guia. A utilização de um modelo estético desta forma optimiza a previsibilidade da terapia cirúrgica e estabelece a estrutura de tecido ideal para completar as restaurações estéticas.[4]

Conclusão

Assim, as oportunidades para os cuidados de saúde oral no século XXI são enormes. A convergência da revolução biológica e digital com a medicina e a odontologia clínica está a mudar e a transformar o diagnóstico, o planeamento do tratamento, os procedimentos, as técnicas, a terapêutica, os biomateriais e os resultados previsíveis da terapia. A realização de cuidados de saúde oral abrangentes requer literacia em saúde, promoção da saúde, avaliação de riscos e avanços na prevenção de doenças e distúrbios.

Os clínicos precisam de combinar procedimentos periodontais e restauradores de forma coordenada para otimizar o resultado clínico. A sequenciação do tratamento deve basear-se em metodologias lógicas e baseadas na evidência, tendo em conta não só o estado da doença encontrada, mas também as preocupações psicológicas e estéticas do paciente. Uma vez que a terapia periodontal e restauradora é situacional e específica para cada paciente, o plano de tratamento deve ser adaptável a mudanças, dependendo das variáveis encontradas.

Todas as fases da medicina dentária clínica estão intimamente relacionadas com um objetivo comum: A preservação e manutenção da dentição natural em condições de saúde. Numa abordagem multidisciplinar integrada dos cuidados dentários, é lógico que o tratamento periodontal preceda os procedimentos de restauração final. Para que as restaurações sobrevivam a longo prazo, o periodonto deve permanecer saudável para que os dentes sejam mantidos. Para que o periodonto permaneça saudável, as restaurações devem ser geridas de forma crítica em várias áreas para que estejam em harmonia com os tecidos periodontais circundantes.

A integração de considerações periodontais com o planeamento de restaurações é agora o padrão de cuidados. A comunicação direta e frequente entre o periodontista e o dentista de restauração é um pré-requisito para resultados previsíveis e satisfatórios. De facto, uma abordagem interdisciplinar cuidadosamente construída, com um diagnóstico preciso e um planeamento de tratamento abrangente, serve como pedra angular para proporcionar um cuidado holístico ao paciente. Nas palavras do Professor Sture Nyman, "... nenhum tratamento deste tipo deve ser administrado a pacientes que não queiram ou não consigam manter um elevado nível de controlo da placa bacteriana, ou por dentistas que não queiram ou não consigam diagnosticar a presença de depósitos bacterianos nas superfícies dentárias".

Referências

1. Kenneth A. Malament. Periodontia e prótese dentária: Metas, objectivos e realidade clínica. J Prosthet Dent 1992; 67:259-63.

2. Kramer JM, Nevins M. Int J PeriodontRestor Dent 1981; 1:4 (editorial).

3. B C Muddugangadhar, Tripathi Siddhi, Dikshit Suchismita. Inter-relação Prótese-Perio-Restauração: A Major Junction. Jornal de Investigação Dentária Avançada 2011; 2:7-11.

4. Michael G. Newman, Henry H. Takel, Fermin A. Carranza. Periodontologia clínica de Carranza. 9th edition.

5. Kenneth A. Malament, Marc L. Nevins, Thomas Singh. Soluções interdisciplinares para a reabilitação protética periodontal estética. Compêndio 2011; 32 (5):33-40.

6. B C Muddugangadhar, Tripathi Siddhi, Dikshit Suchismita. Inter-relação prótese-perio-restauração: A Major Junction. Jornal de Investigação Dentária Avançada 2011; 2(1) :7-11.

7. S Kourkouta, K. W. Hemmings, L. Laurell. Restauração de dentições periodontalmente comprometidas usando pontes de arco cruzado. Princípios de gestão de pacientes perio-protéticos. British Dental Journal 2007; 204(4): 189195.

8. Rosenberg E, GraberD, Evian C. Procedimentos de alongamento dentário. Comp Cont Ed Dent 1980; 1:161.

9. Garguilo A, Wentz F, Orban B. Dimensões e relações da junção dentogengival em humanos. J Periodontol 1961; 32:261.

10.Ernesto A. Lee, Dr. Cir Dent. Alongamento estético da coroa: Classificação, Fundamentação Biológica e Considerações sobre o Planeamento do Tratamento. Pract Proced Aesthet Dent 2004; 16 (10):769-778.

1 1.Ingber JS, Rose LF, Coslet JG. "A largura biológica" - um conceito em periodontia e dentisteria restauradora. Alpha Omegan1977; 70(3):62-65.

12.Kois JC. Altera os níveis gengivais: A conexão restauradora. Parte I: Variáveis biológicas. J Esthet Dent 1994; 6(1):3-9.

13.Lee EA, Jun SK. Atingir a excelência estética através de uma lógica de tratamento restaurador baseada em resultados. Pract Periodont Aesthet Dent 2000; 12(7):641-648.

14.Lee EA, Jun SK. Preservação do design estético na terapia multidisciplinar: Filosofia e execução clínica. Pract Proced Aesthet Dent 2002; 14(7):561-569.

1 5.Sutton DN, Lewis BRK, Patel M, Cawood JI. Alterações na forma

facial relativas à atrofia progressiva dos maxilares edêntulos. Int J Oral Maxillofac Implants 2004; 33:676-82.

16. Esposito M, Grusovin MG, Coulthard P, Worthington HV. A eficácia de vários procedimentos de aumento ósseo para implantes dentários: uma revisão sistemática Cochrane de ensaios clínicos controlados e randomizados. Int J Oral Maxillofac Implants 2006; 21:696-710.

17. Clavero J, Lundgren S. Enxertos de rama ou de mento para inlay do seio maxilar e aumento local onlay: comparação da morbilidade e complicações do local doador. Implant Dent Relat Res 2003; 5:154-60.

1 8. Iizuka T, Smolka W, Hallermann W, Mericske-Stern R. Aumento extensivo do rebordo alveolar utilizando enxertos ósseos autógenos de calvária dividida para reabilitação dentária. Clin Oral Implants Res 2004; 15:607-15.

19. Verhoeven JW, Cune MS, Terlou M, Zoon MA, de Putter C. A utilização combinada de implantes endósteos e enxertos onlay da crista ilíaca na mandíbula muito atrófica; um estudo longitudinal. Int J Oral Maxillofac Surg 1997; 26:351-7.

20. Van Damme PhA, Merkx MAW. Uma modificação da técnica de

colheita de enxerto ósseo da tíbia. Int J Oral Maxillofac Surg 1996; 25:346-8.

21. Block MS, Chang A, Crawford C. Aumento do rebordo alveolar mandibular no cão utilizando a otsteogénese de distração. J Oral Maxillofac Surg 1996; 54:309-14.

22. Chin M, Toth BA. Osteogénese de distração em cirurgia maxilofacial utilizando dispositivos internos: revisão de cinco casos. J Oral Maxillofac Surg 1996; 54: 4553.

23. Verhoeven JW, Cune MS, Ruijter J. Implantes permucosos combinados com enxertos onlay da crista ilíaca utilizados na atrofia extrema da mandíbula: resultados a longo prazo de um estudo prospetivo. Clin Oral Implants Res 2006; 17: 58-66.

24. Proussaefs P, Lozada J, Kleinman A, Rohrer M. A utilização de enxertos autógenos em bloco para o aumento do rebordo vertical e colocação de implantes: um estudo piloto. Int J Oral Maxillofac Implants 2002; 17:238-48.

25. Vermeeren JIJF, Wismeijer D, Van Waas MAJ. Reconstrução num só passo da mandíbula severamente reabsorvida com enxertos ósseos onlay e implantes endósteos. Int J Oral maxillofac Surg 1996; 25:112-5.

26. Bell RB, Blakey GH, White RP, Hillebrand DG, Molina A. Reconstrução faseada da mandíbula severamente atrófica com enxerto ósseo autógeno e implantes endósteos. Int J Oral Maxillofac Surg 2002; 60:1135-41.

27. Schlegel KA, Fichtner G, Schultze S, Wiltfang J. Achados histológicos no aumento do seio maxilar com lascas de osso autógeno versus um substituto de osso bovino. Int J Oral Maxillofac Implants 2003; 18:53-8.

28. Szabó G, Huys L, Coulthard P, Maiorana C, Garagiola U, Barabás J, Nemeth Z, Hrabak K, Suba Z. Um ensaio clínico prospetivo multicêntrico e aleatório de osso autógeno versus enxerto de fosfato tricálcico isolado para elevação bilateral do seio maxilar: avaliação histológica e histomorfométrica. Int J Oral Maxillofac Implants 2005; 20:371-81.

29. Gray CF, Redpath TW, Bainton R, Smith FW. Avaliação por ressonância magnética de uma operação de elevação do seio maxilar utilizando celulose reoxidada (Surgicel) como material de enxerto. Clin Oral Impl Res 2001; 12:526-30.

30. Lundgren S, Andersson S, Gualini F, Sennerby L. Reforma óssea com elevação da membrana sinusal: uma nova técnica cirúrgica para

o aumento do pavimento do seio maxilar. Clin Impl Dent Res 2004; 6:165-73.

31. Garcia A, Somoza M, Gándara P, López J. Complicações menores que surgem na osteogénese de distração alveolar. J Oral Maxillofac Surg 2002; 60: 496-501.

32. Herford A, Audia F. Manter o controlo do vetor durante a osteogénese de distração alveolar: Uma nota técnica. Int J Oral Maxillofac Implants 2004; 19:75862.

33. Chiapasco M, Consolo U, Bianchi A, Ronchi P. Osteogénese de distração alveolar para a correção de rebordos edêntulos verticalmente deficientes: um estudo prospetivo multicêntrico em humanos. Int J Oral Maxillofac Implants 2004; 19:399-407.

34. Arlin M. Short dental implants as a treatment option: results from an observational study in a single private practice. Int J Oral Maxillofac Implants 2006; 21:769-76.

35. J.I. Salmeron Escobar. Cirurgia pré-protética. Uma análise crítica. Rev Esp Cir Oral y Maxilofac 2007;29,4 (julio-agosto):228-239.

36. Amit Thareja, Priyanka Agrawal, Ajay Sabane, Rajashree Jhadav, Darshana Dalaya: Interface Perio-Restauradora: Faz uma revisão. Int J of Scientific Research 2013; 10 (2):1-3.

37. Babitha Nugala, Santosh Kumar BB, Sahitya S, Mohana Krishna P. Largura biológica e sua importância na odontologia periodontal e restauradora. Jornal de Medicina Dentária Conservadora 2012;15(1):12-17.

38. Preetha Selvan. Jornal de Ciências Médicas e Investigação Clínica 2014;2 (5): 1242-1248.

39. Jorgic-Srdjak K, Plancak D, Maricevic T, Dragoo MR, Bosnjak A. Aspeto periodontal e protético da largura biológica, parte I: Violação da largura biológica. Ata Stomatol Croat 2000;34:195-7.

40. Galgali SR, Gontiya G. Avaliação de uma técnica radiográfica inovadora - radiografia de perfil paralelo - para determinar as dimensões da unidade dentogengival. Indian J Dent Res 2011;22:237-41.

41. Kois J. Alterando os níveis gengivais: A conexão restauradora, Parte 1: variáveis biológicas. J Esthet Dent 1994;6:3-9.

42. Kois JC. A interface restauração-periodontal: Parâmetros biológicos. Periodontol 2000. 1996;11:29-38.

43. Robinson PJ, Vitek RM. A relação entre a inflamação gengival e a resistência da sonda. J Periodontal Res 1975;14:239-43.

44. Freeman K, Bebermeyer R, Moretti A, Koh S. Alongamento da

coroa de um único dente pelo dentista restaurador: Relata um caso. J Greater Houston Dent Soc 2000;2:14-6.

45. Nitin Khuller, Nikhil Sharma. Largura biológica: avaliação e correção da sua violação, J Oral Health Comm. Dent 2009;3(1):20-25.

46. Laney W, Jemt T, Harris D, Henry PJ, Krogh P, Polizzi G, et al. Implantes osseointegrados para substituição de um único dente: Relatório de progresso de um estudo prospetivo multicêntrico após 3 anos. Int J Oral Maxillofac Implants 1994; 9:49-54.

47. Naert I, Koutsikakis G, Duyck J, Quirynen M, Jacobs R, van Steenberghe D. Resultado biológico de restaurações de implante único como substitutos dentários: um estudo de acompanhamento a longo prazo. Clin Implant Dent Relat Res 2000;2(4):209-218.

48. Quirynen M, Naert I, van Steenherghe D, Teerlinck J, Dekeyser C, Theunissen G. Aspectos periodontais dos acessórios osseointegrados que suportam uma ponte parcial. Um estudo retrospetivo de até 6 anos. J Clin Periodontol 1992; 19:118-26.

49. Neart I, Koustsikakis G, Quirynen M, Duyck J, van Steenberghe D, Jacobs R. Resultado biológico das restaurações suportadas por implantes no tratamento do edentulismo parcial. Parte 2: uma

avaliação radiográfica longitudinal. Clin Oral Impl Res 2002; 13:390-5.

50. Adell R, Lekholm U, Rockler B, Brânemark PI, Linghe J, Ericksson B, Sbordone. Reação dos tecidos marginais em fixações de titânio osseointegradas (I). Um estudo prospetivo longitudinal de 3 anos. Int J Oral Maxillofac Surg 1986;15:39-52.

51. Gotfredsen K, Holm B. Overdentures mandibulares suportadas por implantes retidos com encaixes de bola ou barra: um estudo prospetivo randomizado de 5 anos. Int J Prosthodont 2000;13:125-30.

52. Albreksson T, Zarb G, Worthington P, Eriksson RA. A eficácia a longo prazo dos implantes dentários atualmente utilizados. Uma revisão e critérios propostos para o sucesso. Int J Oral Maxillofac Implants 1986;1:11-25.

53. Misch CE, Dietsch-Misch F, Hoar J, Beck G, Hazen R, Misch CM. Um sistema de implantes baseado na qualidade óssea: primeiro ano de carga protética. J Oral Implantol 1999;25:185-97.

54. Hermann JS, Schoolfield JD, Schenk RK, Buser D, Cochran DL. Influência do tamanho do microgap nas alterações da crista óssea à volta dos implantes de titânio. Uma avaliação histométrica de

implantes não submersos sem carga na mandíbula canina. J Periodontol 2001;72:1372-83.

55. Wiskott HWA, Belser UC. Falta de integração de superfícies lisas de titânio: uma hipótese de trabalho baseada em tensões geradas no osso circundante. Clin Oral Impl Res 1999;10:429-44.

56. Hammerle CHF, Bragger U, Bürgin W, Lang NP. O efeito da colocação subcrestal da superfície polida de implantes ITI nos tecidos moles e duros marginais. Clin Oral Impl Res 1996;7:111-9.

57. Barboza EP, Caula AL, Carvalho WR. Perda óssea crestal ao redor de implantes dentários submersos e expostos sem carga: um estudo descritivo radiográfico e microbiológico. Implant Dent 2002; 11:1629.

58. Berglundh T, Abrahamsson I, Lindhe J. Reacções ósseas à carga funcional de longa duração em implantes: um estudo experimental em cães. J Clin Periodontol 2005;32:925-32.

59. Heitz-Mayfield LJ, Schmid B, Weigel C, Gerber S, Bosshardt DD, Jonsson J, Lang NP. A carga oclusal excessiva afecta a osseointegração? Um estudo experimental num cão. Clin Oral Impl Res 2004;15:259-68.

60. Astrand P, Enquist B, Dahlgren S, Kerstin E, Feldmann H.

Implantes dos sistemas Astra Tech e Brânemark: um estudo prospetivo de acompanhamento de 5 anos das reacções ósseas marginais. Clin Oral Imp Res 2004;15:413-20.

61.. Hermann JS, Buser D, Schenk RK, Cochran DL. Alterações na crista óssea em redor de implantes de titânio. Uma avaliação histométrica de implantes submersos e não submersos sem carga na mandíbula canina. J Periodontol 2000;71:1421-4.

62.. Piattelli A, Vrespa G, Petrone G, Iezzi G, Annibali S, Scarano A. Papel do microgap entre o implante e o pilar: uma avaliação histológica retrospetiva em macacos. J Periodontol 2003;74:346-52.

63.Berglundh T, Lindhe J. Dimensão da mucosa peri-implantar. A largura biológica revisitada. J Clin Periodontol 1996;23:971-3.

64.Gargiulo AW, Wentz FM, Orban B. Dimensões e relações da junção dentogengival em humanos. J Periodontol 1961;32:261-267.

65.Yoon J, Misch CE, Wang HL. As causas da perda óssea precoce de implantes: mito ou ciência? J Periodontol 2002;73:322-33.

66.Berglundh T, Lindhe J, Ericsson I, Marinello CP, Liljenberg B, Thopmsen P. A barreira de tecido mole em implantes e dentes. Clin Oral Implants Res 1991; 2:81-90.

67.Tenenbaum H, Schaaf JP, Cuisinier FJG. Análise histológica dos tecidos moles peri-implantares de Ankylos num modelo de cão. Implant Dent 2003;12:259-63.

68.. Abrahamsson I, Berglundh T, Wennstrom J, Lindhe J. Os tecidos duros e moles periimplantares em diferentes sistemas de implantes. Um estudo comparativo no cão. Clin Oral Impl Res 1996;7:212-9.

69. Weber HP, Buser D, Donath K, Fiorellini JP, Doppalapudi V, Paquette DW, et al. Comparação dos tecidos cicatrizados adjacentes a implantes dentários de titânio submersos e não submersos sem carga. Um estudo histométrico em cães. Clin Oral Impl Res 1996;7:11-19.

70. Ericsson I, Nilner K, Klinge B, Glantz P-O. Características radiográficas e histológicas de implantes de titânio submersos e não submersos. Um estudo experimental no cão Labrador. Clin Oral Implants Res 1996; 7:206.

71. Abrahamsson I, Berglundh T, Moon I-S, Lindhe J. Tecidos peri-implantares em implantes de titânio submersos e não submersos. J Clin Periodontol 1999; 26:600-7.

72. Hermann JS, Buser D, Schenk RK, Schoolfield JD, Cochran DL. Largura biológica em torno de implantes de titânio de uma e duas peças. Uma avaliação histométrica de implantes não submersos e

submersos sem carga na mandíbula do canino Clin Oral Imp Res 2001;12:559-71.

73. Hermann JS, Buser D, Schenk RK, Higginbottom FL, Cochran DL. Largura biológica à volta de implantes de titânio. Uma dimensão fisiologicamente formada e estável ao longo do tempo. Clin Oral Impl Res 2000;11:1-11.

74. Cochran DL, Hermann JS, Schenk RK, Higginbottom FL, Buser D. Largura biológica à volta de implantes de titânio. Uma análise histométrica da junção implanto-gengival à volta de implantes sem carga e com carga não submersa na mandíbula do canino. J Periodontol 1997;68:186-98.

7 5. Siar HC, Toh GC, Romanos G, Swaminathan D, Ong HA, Yaacob H, Nentwig G-H. Integração dos tecidos moles peri-implantares de implantes de carga imediata na mandíbula posterior de macacos: um estudo histomorfométrico. J Periodontol 2003; 74:571-8.

76. Todescan FF, Pustiglioni FE, Imbronito AV, Albrektsoon T, Gioso M. Influência do microgap nos tecidos duros e moles peri-implantares: Um estudo histomorfométrico em cães. Int J Oral Maxillofac Implants 2002;17:467-2.

77. Kawahara H, Kawahara D, Hashimoto K, Takashima Y, Ong JL.

Estudos morfológicos sobre a vedação biológica de implantes dentários de titânio. Relatório II. Estudo in vivo sobre o mecanismo de defesa das adesões/adesões epiteliais contra factores invasivos. Int J Oral Maxillofac Implants 1998;13:465-73.

78.Buser D, Weber HP, Donath K, Fiorellini JP, Paquette DW, Williams RC. Reacções dos tecidos moles a implantes de titânio não submersos e sem carga em cães beagle. J Periodontol 1992; 63:226-36.

79.Moon I-S, Berglungh T, Abrahamsson I, Linder E, Lindhe J. A barreira entre a mucosa queratinizada e o implante dentário. Um estudo experimental num cão. J Clin Periodontol 1999;26:658-63.

80.Ruggeri A, Franchi M, Marini N, Trisi P, Piattelli A. Rede de fibras de colagénio circular supracrestal em torno de implantes de titânio não submersos. Clin Oral Implants Res 1992;3:169-75.

81.. Glauser R, Schunbach P, Gottlow J, Hammerle CH. Barreira de tecido mole peri-implantar em mini-implantes experimentais de uma peça com diferentes topografias de superfície em humanos: uma visão geral microscópica da luz e análise histométrica. Clin Implans Dent Relat Res 2005;7(Suppl 1):44-51.

82.Arvidson K, Fartash B, Hilliges M, Kondell PÂ. Histological characteristics of peri-implant mucosa around Branemark and single-crystal sapphire implants. Clin Oral Implants Res 1996;7:1-10.

83.. 5cierano G, Ramieri G, Cortese MG, Aimetti M, Preti G. Organização da barreira de tecido conjuntivo à volta de um pilar de implante carregado a longo prazo no homem. Clin Oral Implants Res 2002;13:460-4.

84.Liljenberg B, Gualini F, Berglundh T, Tonetti M, Lindhe J. Algumas características da mucosa do rebordo antes e depois da instalação de implantes. J Clin Periodontol 1996;23:1008-13.

85.Kan JYK, Rungcharassaeng K, Umezu K, Kois JC. Dimensões da mucosa peri-implantar: uma avaliação de implantes unitários anteriores maxilares em humanos. J Periodontol 2003;74:557-62.

86.Berglundh T, Lindhe J, Marinello C, Ericsson I, Lijenberg B. Reação dos tecidos moles à formação de placa bacteriana de novo em implantes e dentes. Clin Oral Implants Res 1992;3:1-8.

87.. Lindhe J, Berglundh T, Ericsson I, Liljenberg B, Marinello C. Quebra experimental dos tecidos peri-implantares e periodontais. Um estudo num cão beagle. Clin Oral Implants Res 1992;3:9-16.

88.Marinello CP, Berglundh T, Ericsson I, Klinge B, Glantz PO,

Lindhe J. Resolução de lesões de peri-implantite induzidas por ligaduras no cão. J Clin Periodontol 1995;22:475-9.

89.Zitzmann NU, Berglundh T, Ericsson I, Lindhe J. Progressão espontânea da periimplantite induzida experimentalmente. J Clin Periodontol 2004; 31:8459.

90.Ericsson I, Persson LG, Berglundh T, Edlund T, Lindhe J. O efeito da terapia antimicrobiana nas lesões de periimplantite. Um estudo experimental num cão. Clin Oral Implants Res 1996;7:320-8.

91.Zechner W, Kneissel M, Kim S, Ulm C, Watzek G, Plenk H Jr. Comparação histomorfométrica e clínica de implantes submersos e não submersos sujeitos a peri-implantite experimental em cães. Clin Oral Implants Res 2004;15:23-33.

9 2.Shibli JA, Martins MC, Lotufo RF, Marcantonio E Jr. Análise microbiológica e radiográfica da periimplantite induzida por ligadura em diferentes superfícies de implantes dentários. Int J Oral Maxillofac Implants 2003;18:383-90.

93.Hayek RR, Araujo NS, Gioso MA, Ferreira J, Batista-Sobrinho CA, Yamada AM, et al. Estudo comparativo entre os efeitos da terapia fotodinâmica e da terapia convencional na redução microbiana na peri-implantite induzida por ligadura em cães. J Periodontol

2005;76:1275-81.

94.Gotfredsen K, Berglundh T, Lindhe J. Reacções ósseas em implantes sujeitos a peri-implantite experimental e carga estática. Um estudo no cão. J Clin Periodontol 2002; 29:144-51.

95.Warrer K, Buser D, Lang NP, Karring T. Peri-implantite induzida por placa na presença ou ausência de mucosa queratinizada. Um estudo experimental em macacos. Clin Oral Implants Res 1995;6:131-8.

9 6.Shou S, Holmstrup P, Stotlze K, Hjorting-Hansen E, Kornman KS. Inflamação marginal induzida por ligaduras à volta de implantes osseointegrados e dentes anquilosados. Observações clínicas e radiográficas em macacos cynomologus (Maccaca fascicularis). Clin Oral Implants Res 1993;4:12-22.

9 7.Schou S, Holmstrup P, Jurgersen T, Skovgaard LT, Stoltze K, Hjurting Hansen E, Wenzel A. Mineral ósseo anorgânico poroso derivado de bovino (BioOss) e membrana de ePTFE no tratamento da peri-implantite em macacos citológicos. Clin Oral Implants Res 2003;14:535-47.

9 8.Schou S, Holmstrup P, Stoltze K, Hjorting-Hansen E, Fiehn NE, Skvogaard LT. Sondagem à volta de implantes e dentes com

mucosa/gengiva peri-implantar saudável ou inflamada. Clin Oral Implants Res 2002;13:113-26.

99. Ericsson I, Berglundh T, Marinello C, Liljenberg, Lindhe J. Placa bacteriana e gengivite de longa duração em implantes e dentes de um cão. Clin Oral Implants Res 1992;3:99-103.

100. Abrahamsson I, Berglundh T, Lindhe J. Resposta dos tecidos moles à formação de placa em diferentes sistemas de implantes. Um estudo comparativo no cão. Clin Oral Implants Res 1998;9:73-9.

101. Ericsson I, Persson LG, Berglundh T, Marinello CP, Lindhe J, Klinge B. Diferentes tipos de reacções inflamatórias nos tecidos moles periimplantares. J Clin Periodontol 1995;22:255-61.

102. Watzak G, Zechner W, Tangl S, Vasak Ch, Donath K, Watzek G. Tecido mole à volta de três tipos diferentes de implantes após 1,5 anos de carga sem higiene oral. Um estudo preliminar em babuínos. Clin Oral Implants Res 2006;17:229-36.

103. Sanz M, Alandez J, Lazaro P, Calvo JL, Quirynen M, van Steenberghe D. Características histopatológicas dos tecidos moles peri-implantares em implantes Branemark com 2 padrões clínicos e radiológicos distintos. Clin Oral Implants Res 1991;2:128-34.

104. Zitzmann NU, Berglundh T, Marinello CP, Lindhe J:

Mucosite peri-implantar experimental no homem. J Clin Periodontol 2001;28:517-23.

105.   Bullon P, Fioroni M, Goteri G, Bubini C, Battino M. Análise imunohistoquímica de tecidos moles em implantes com condição saudável e peri-implantite, e periodontite agressiva. Clin Oral Implants Res 2004;15:553-9.

106.   Chavrier CA, Couble ML. Estudo imunohistoquímico ultra-estrutural dos componentes colagénicos intersticiais da mucosa queratinizada humana saudável que rodeia os implantes. Int J Oral Maxillofac Implants 1999;14:108-12.

107.   Academia Americana de Periodontologia. Implantes dentários no periodonto terapia. J Periodontol 2000;71:1934-42.

108.   Berglundh T, Abrahamsson I, Welander M, Lang NP, Lindhe J. Morfogénese da mucosa peri-implantar: um estudo experimental em cães. Clin Oral Implants Res 2007;18:1-8.

109.   Abrahamsson I, Berglundh T, Lindhe J. A barreira mucosa após a desconexão/reconexão do pilar. Um estudo experimental em cães. J Clin Periodontol 1997; 24:568-72.

110.   Abrahammson I, Berglundh T, Sekino S, Lindhe J. Reacções

dos tecidos à deslocação do pilar: um estudo experimental em cães. Clin Implant Dent Relat Res 2003;5:82-8.

111.   Watson R, Marinello C, Kjellman O, Rundcrantz T, Fahraeus J, Lithner B. Os pilares de cicatrização influenciam o resultado do tratamento com implantes? Um estudo multicêntrico de três anos. J Prosthet Dent 1998;80:193-8.

112.   Tomas Linkevicius, Peteris Apse. Largura biológica à volta de implantes. Uma revisão baseada em evidências. Stomatologija, Jornal Báltico de Medicina Dentária e Maxilofacial, 10:27-35, 2008.

113.   Shillingburg HT, Hobo S, Whitsett LD, Jacobi R. Controlo de fluidos e gestão de tecidos moles - fundamentos da prótese fixa. 3ª edição, Quintessence Publishing Co.,Inc., Chicago 1997:p.257-80.

114.   Ferrari M, Cagidiaco MC, Erocli C. Gestão de tecidos com um novo material de retração gengival: um relatório clínico preliminar. J Prosthet Dent 1996;75(3):242-7.

115.   Ramfjord SP, Ash MM. Considerações periodontais na restauração e outros aspectos da odontologia - Periodontologia e Periodontia: Teoria e prática modernas. 1st edition, Shiyako Euro America, Inc.: EUA 1996:p.339-52.

116.   Azzi R, Tsao TF, Carranza FA Jr, Kenney EB. Estudo

comparativo dos métodos de retração gengival. J Prosthet Dent 1986;50(4):561-5.

117. Coelho DH, Cavoliaro J, Rothchild LA. Recessão gengival com eletrocirurgia para moldagem. J Prosthet Dent 1975;33(4):422-6.

118. Bradley PF. Alterações nos tecidos. In: Criocirurgia da região maxilofacial: Princípios Gerais e Aplicações Clínicas de Lesões Benignas (Volume 1). Whittaker DK, CRC Press, Inc.: BocaRaton, Florida 1986:p.35 76.

119. Bader HI. Utiliza os lasers em periodontia. Dent Clin North Am 2000;44(4):779-91.

120. Adell R, Lekholm U, Rockler B, Brânemark PI. Um estudo de 15 anos de implantes osseointegrados no tratamento da mandíbula edêntula. Int J Oral Surg 1981;10:387-416.

121. Garber DA. O implante dentário estético: Deixa que a restauração seja o guia. J Am Dent Assoc 1995;126:319-25.

122. Priest G. Potencial estético das restaurações provisórias de implante único: Critérios de seleção das alternativas disponíveis. J Esthet Restor Dent 2006;18:326-38.

123. Cibirka RM, Linebaugh ML. A prótese provisória

fixa/destacável sobre implantes. J Prosthodont 1997;6:149-52.

124.	Margeas RC. Estética gengival peri-implantar previsível: Utilização do dente natural como provisório após a colocação de implantes. J Esthet Restor Dent 2006;18:5-12.

125.	R Jayachandran, N Rathi. Restauração Provisória em Implantologia. Jornal Internacional de Implantologia Clínica, 2010;2(1):31- 38.

126.	Sheridan JJ, Ledoux W, McMinn R. Aparelhos de contenção Essix: Fabrico e supervisão para retenção permanente. J Clin Orthod 1993;27:37-45.

127.	Morton D, Jaffin R, Weber HP. Restauração e carga imediatas de implantes dentários: Considerações clínicas e protocolos. Int J Oral Maxillofac Implants 2004;19 (Suppl):103-08.

128.	Balshi TJ, Wolfinger GJ. Carga imediata de implantes Branemark em mandíbulas edêntulas: Um relatório preliminar. Implant Dent 1997;6:83-88.

129.	Cochran DL, Morton D, Weber HP. Declarações de consenso e procedimentos clínicos recomendados relativamente a protocolos de carga para implantes dentários endósseos. Int J Oral Maxillofac Implants 2004; 19 (Suppl):109-13.

130.   Michalakis KX, Hirayama H, Garefis PD. Restaurações de implantes cimentadas versus aparafusadas: Uma revisão crítica. Int J Oral Maxillofac Implants 2003;18:719-28.

131.   Hebel KS, Gajjar RC. Restaurações de implantes cimentadas versus aparafusadas: Conseguir uma oclusão e estética óptimas em implantologia dentária. J Prosthet Dent 1997;77:28-35.

132.   Pauletto N, Lahiffe BJ, Walton JN. Complicações associadas ao excesso de cimento em torno de coroas sobre implantes osseointegrados: Um relatório clínico. Int J Oral Maxillofac Implants 1999;14:865- 68.

133.   Babbush CA. Implantes provisórios: Aspectos cirúrgicos e protéticos. Implant Dent 2001;10:113-20.

134.   Yashpal Singh, Monika Saini. Desenhando o contorno da coroa em prótese fixa: uma área negligenciada. Anais e essência da medicina dentária 2011;3 (1):142-147.

135.   Tjan, A.H.L., Freed, H. e Miller, G.D. Current controversies in axial contour design. J Prosthet Dent 44:536, 1980.

136.   P erel M. Contornos axiais de coroas. J Prosthet Dent. 1971: 25:642-9.

137.   Spurow HM, Lytle JD. A embrasura interproximal. Dent Clin

North Am. 1971 ;15:641-7.

138. Burch JG. Dez regras para desenvolver contornos de coroas em restaurações. Dent Clin North Am 1971 ;15:611-8.

139. Parkinson CF. Os contornos excessivos das coroas facilitam a formação de nichos de placa bacteriana endémica. J Prosthetic Dent. 1976,36:424-9.

140. Kissova HK, Todorova BP, Popova EV. Correlação entre o sobrecontorno da construção de próteses fixas e a acumulação de placa bacteriana. Folia Med(plovdH).2001,43:80-3.

141. Wagman SS. O papel do contorno coronal na saúde gengival. J Prosthet Dent. 1977; 37:280-7.

142. Tjan AHL, Freed H, Miiler GD. Controvérsias actuais no desenho do contorno axial. J Prosthet Dent. 1980; 44:636-40.

143. Boner C, Boner N. Restauração do espaço interdentário. Int J Periodontics Restorative Dent. 1983,3:30-45.

144. Sorenson JA. Uma justificação para a comparação das propriedades de retenção da placa bacteriana em sistemas de coroas. J Prosthet Dent. 1989,62:264-9.

145. Croll BM. Perfis de emergência no contorno de dentes naturais - parte II: considerações clínicas. J Prosthet

Dent.1990;63:374-9.

146.	Ferencz JL. Mantém e melhora a arquitetura gengival em prótese fixa. J Prosthet Dent.1991,65:650-7.

147.	Kohai RJ, Pelez K, Strub JR.Efeito de diferentes contornos de coroas na saúde periodontal de cães.Resultados micobiológicos. J Dent.2004;32:153-9.

148.	Stephan F. Rosenstiel, Martin F. Land, Junhei Fujimoto. Prostodontia Fixa Contemprória. 2001 3rd edition by Mosby, Inc.

149.	Herbert T. Shillinburg, Sumiya Lobo, Lowell D, Richard Jacobi, Susan E. Brackett. Fundamentos da Prostodontia Fixa. 1997 3rd edição Quintessence Publishing Co. Inc.

150.	Stephen H. Kapin, J, D. Murray, Philip R. Schoolnik. Inter-relações entre pôntico e crista na prótese fixa. Quintessence International. 1981;2:151-158.

151.	J. Sillness, F. Gustavsen, K. Mangersnes. A relação entre a higiene dos pônticos e a inflamação da mucosa em utilizadores de pontes fixas. Jornal de Investigação Periodontal1982;17: 434-439.

152.	Sigurd P. Ramfjord. Estética, periodontologia e dentisteria de restauração. Quintessence International. 1995;9:581-588.

153.	Mohanad Al-Sabbagh. Implantes na zona estética. Dent Clin

N Am 50 (2006) 391-407.

154.   S. J. Davies, R. J. M. Gray, G. J. Linden, J. A. James. Considerações oclusais em periodontia. British dental journal. 2001;191:11. 597-604.

155.   J. De Boever, A. De Boever. Oclusão e saúde periodontal. Prática clínica e oclusão. 83-89.

156.   MD Gross. Oclusão em Implantodontia. Uma revisão da literatura sobre determinantes protéticos e conceitos actuais. Australian Dental Journal 2008; 53:(1): S60-S68.

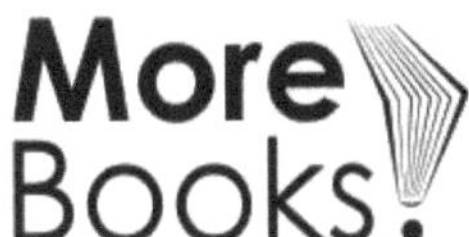
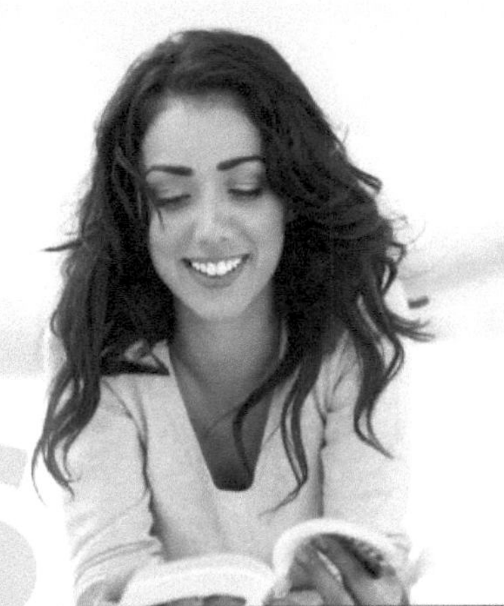

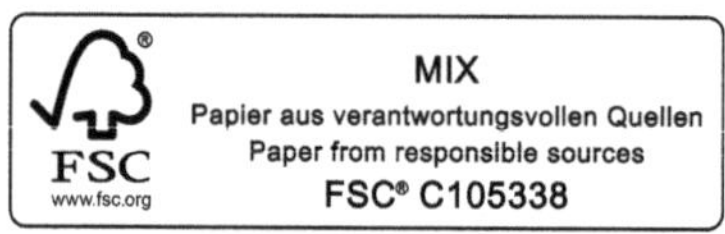

Printed by Books on Demand GmbH, Norderstedt / Germany